Natürlich fit und schö
durch Avocado

Dr. Gabriele Lehari
Gertrud Teusen

Natürlich fit und schön durch Avocado

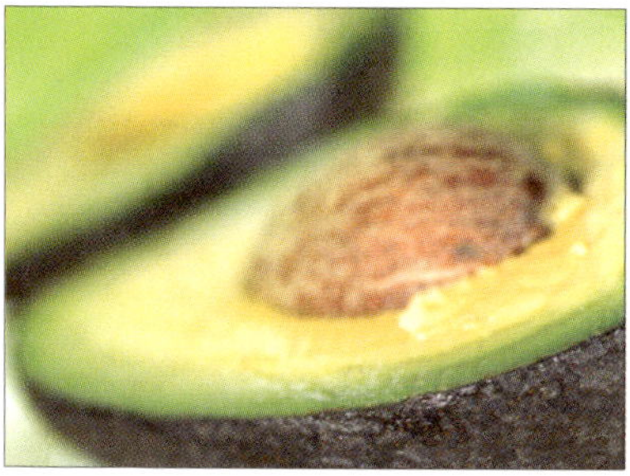

TRIAS

Die Deutsche Bibliothek – CIP-Einheitsaufnahme
Lehari, Gabriele:
Natürlich fit und schön durch Avocado / Gabriele Lehari;
Gertrud Teusen. – Stuttgart
TRIAS, 1999
(TRIAS natürlich gesund)

Konzeption und Projektleitung: Werner Waldmann
Redaktion: Marion Zerbst
Korrektur: Karl Beer
DTP-Supervisor: Bernd Hirschmeier
Produktion: WZ Media, Stuttgart
Umschlaggestaltung: Cyclus · D+P Loenicker, Stuttgart
Reproduktion: Digital Data Service Lenhard, Stuttgart
Druck: Westermann Druck, Zwickau
Fotos: Thul: Cover vorne und hinten; Agrexco: 34/35, 36, 57(r); Ketchum: 8/9, 92/93; Klock: 34, 45; Lehari: 53, 57(l); WZ Media: 3, 5, 6/7(3), 8, 64/65(2), 67, 68, 70, 77, 80, 86, 89, 90, 95, 100, 103, 105, 113, 117, 119

Wir danken dem Unternehmen Andretta GmbH & Co. für die freundliche Unterstützung.

ISBN 3-89373-494-5

Leserservice

Wenn Sie Fragen oder Anregungen
zu diesem Buch haben, schreiben Sie uns!

TRIAS Verlag
Postfach 30 11 07, D-70451 Stuttgart

Inhalt

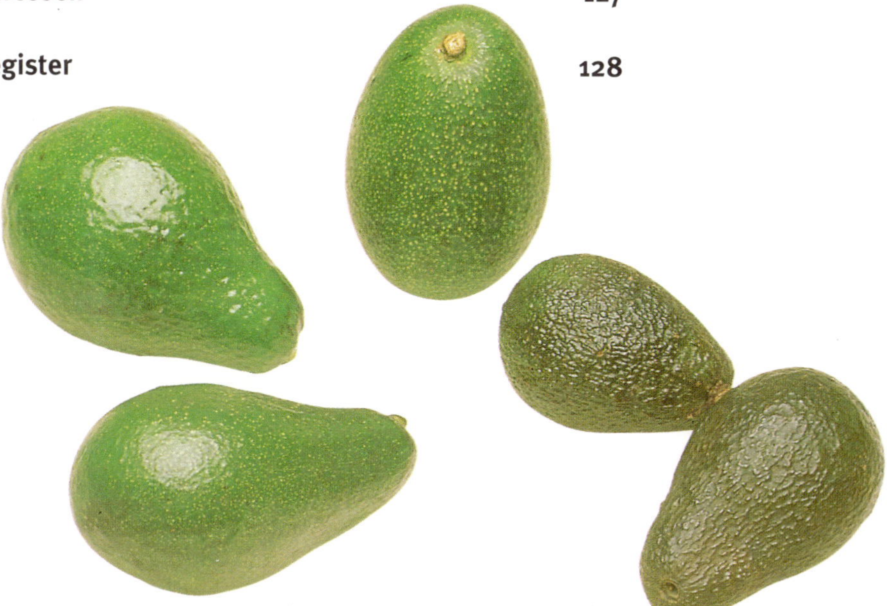

Avocado – das Erbe der Azteken

Schon vor Jahrtausenden schätzten die Ureinwohner Mittelamerikas die Avocado nicht nur als Nahrungsmittel, sondern gleichzeitig auch als natürliche Medizin gegen vielerlei Krankheiten und als Wunderfrucht für die Schönheit – zu Recht, wie wir heute wissen. Denn Avocados enthalten eine breite Palette wertvoller Vitamine, Mineralien und anderer Biostoffe: Lecithin und B-Vitamine sind wichtig für Gehirn und Nerven. Die Aminosäure Tryptophan sorgt tagsüber für gute Stimmung und nachts für erholsamen Schlaf. Und die in der Avocado reichlich enthaltenen Vitamine E und Betakarotin bieten hochwirksamen Zellschutz, beugen damit Krebs und Herz-Kreislauf-Erkrankungen vor und verzögern den Alterungsprozess.

Auch ihr hoher Anteil an Kalium, Magnesium und ungesättigten Fettsäuren macht die Avocado – regelmäßig genossen – zur idealen Herzinfarkt-Prophylaxe: Kalium wirkt blutdrucksenkend und schaltet damit einen der wichtigsten Risikofaktoren für Herzinfarkt und Schlaganfall aus. Magnesium hilft uns beim täglichen Kampf gegen Stress, verbessert die Herzleistung und beugt der Entstehung von Thrombosen vor. Zu einer wahren Gesundheitsfrucht aber wird die Avocado durch ihren hohen Anteil an einfach ungesättigten Fettsäuren: Sie senken den Anteil des schädlichen LDL-Cholesterins im Blut und bieten damit einen natürlichen Schutz vor Arteriosklerose.

Die wertvollen Inhaltsstoffe der Avocado entfalten ihre positive Wirkung aber nicht nur innerlich, sondern auch äußerlich: Das Fruchtfleisch der Avocado spendet trockener Haut Feuchtigkeit und beugt durch seinen hohen Vitamingehalt der Hautalterung vor. Für trockenes, splissiges, durch Färben, Tönen, Föhnen oder

Die Inhaltsstoffe der Avocado helfen, zahlreichen Krankheiten vorzubeugen.

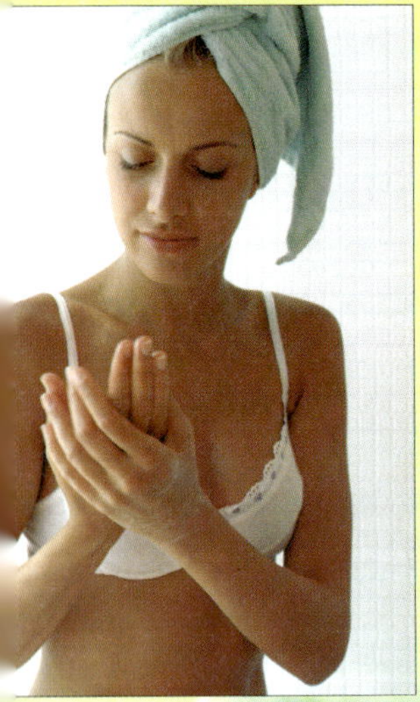

Dauerwelle geschädigtes Haar ist es ebenfalls eine wahre Verjüngungskur. Aus Avocadokernen lässt sich ein Peeling herstellen, das die Haut seidig weich und glatt macht; und auch das Öl, das aus dem Fruchtfleisch der Avocado gepresst wird, spielt in der Naturkosmetik eine wichtige Rolle, denn es wird von der Haut besonders gut aufgenommen und bietet darüber hinaus einen natürlichen Sonnenschutz.

Aber nicht nur Avocado-Rezepte für Ihre Gesundheit und Schönheit erfahren Sie in diesem Buch, sondern wir verraten Ihnen natürlich auch, was die Avocado in kulinarischer Hinsicht so alles zu bieten hat. Kaum eine Frucht ist in der Küche so vielfältig einsetzbar wie die köstlich-cremige „Butter des Waldes", wie die Avocado wegen ihres hohen Nährwerts auch genannt wird. Von Dips und Saucen über Salate, Suppen und exotisch angehauchte Hauptgerichte bis hin zu köstlichen Desserts und energiespendenden Drinks kann man so gut wie alles aus dieser Frucht zaubern. Und ihre Sortenvielfalt garantiert, dass mit Sicherheit für jeden Gaumen und jeden Verwendungszweck etwas Passendes dabei ist. Die wichtigsten bei uns auf dem Markt erhältlichen Avocadosorten stellen wir Ihnen in diesem Buch vor; außerdem erfahren Sie, was man bei Einkauf, Lagerung und Zubereitung alles beachten muss und wie man Avocados im Zimmer, Wintergarten oder Gewächshaus kultiviert.

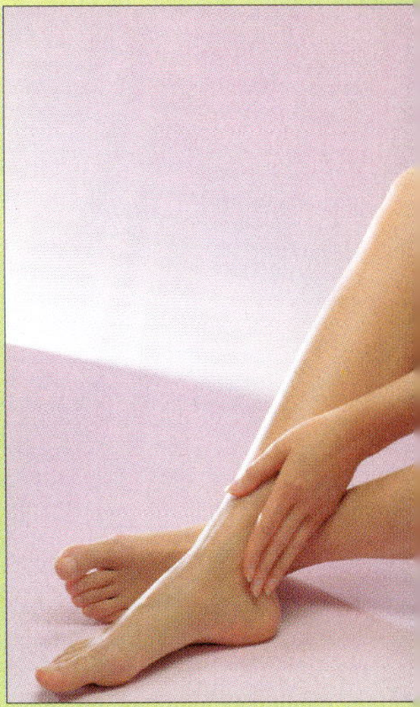

Das Fruchtfleisch der Avocado ist ein Segen für trockene Haut.

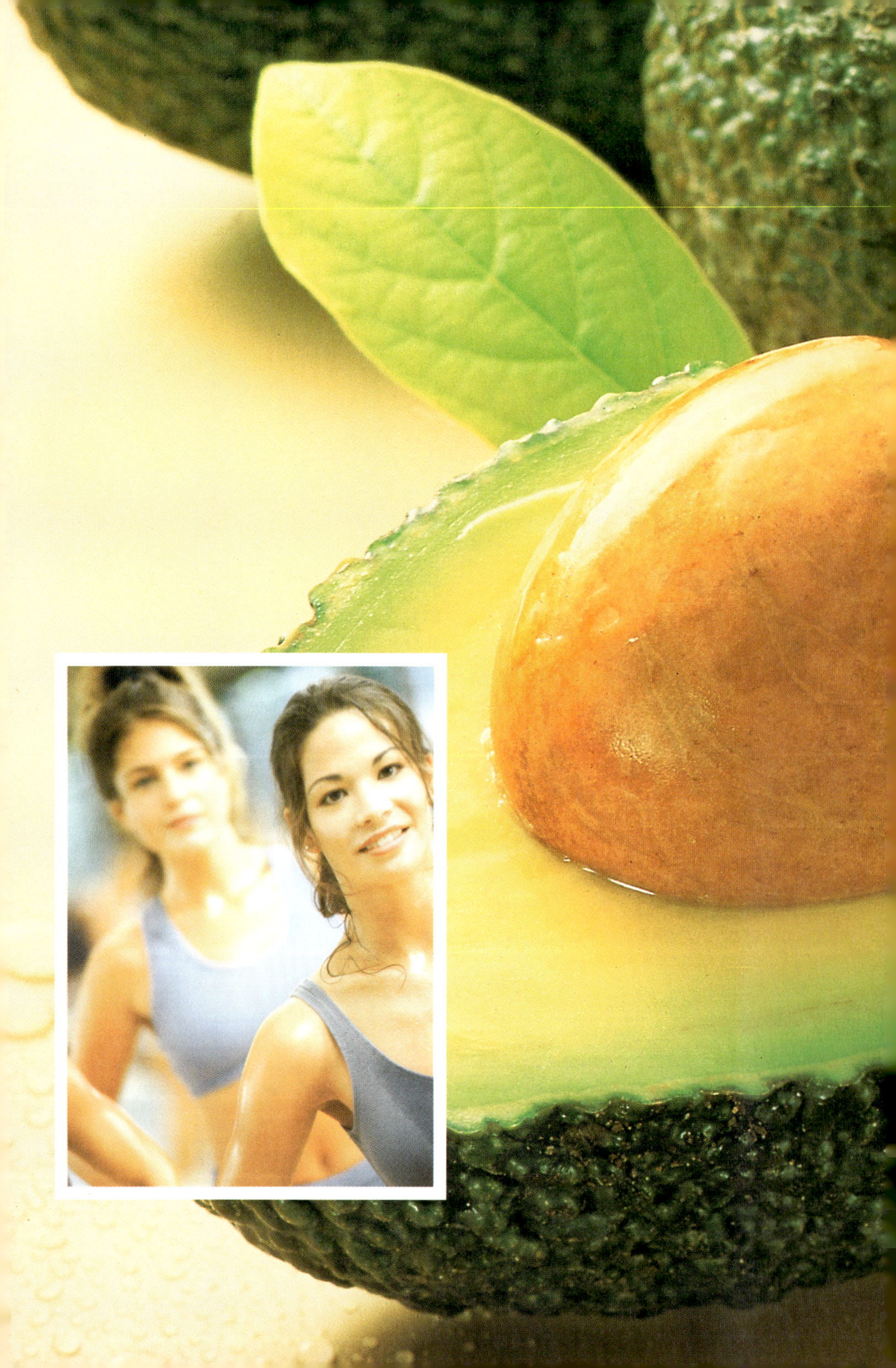

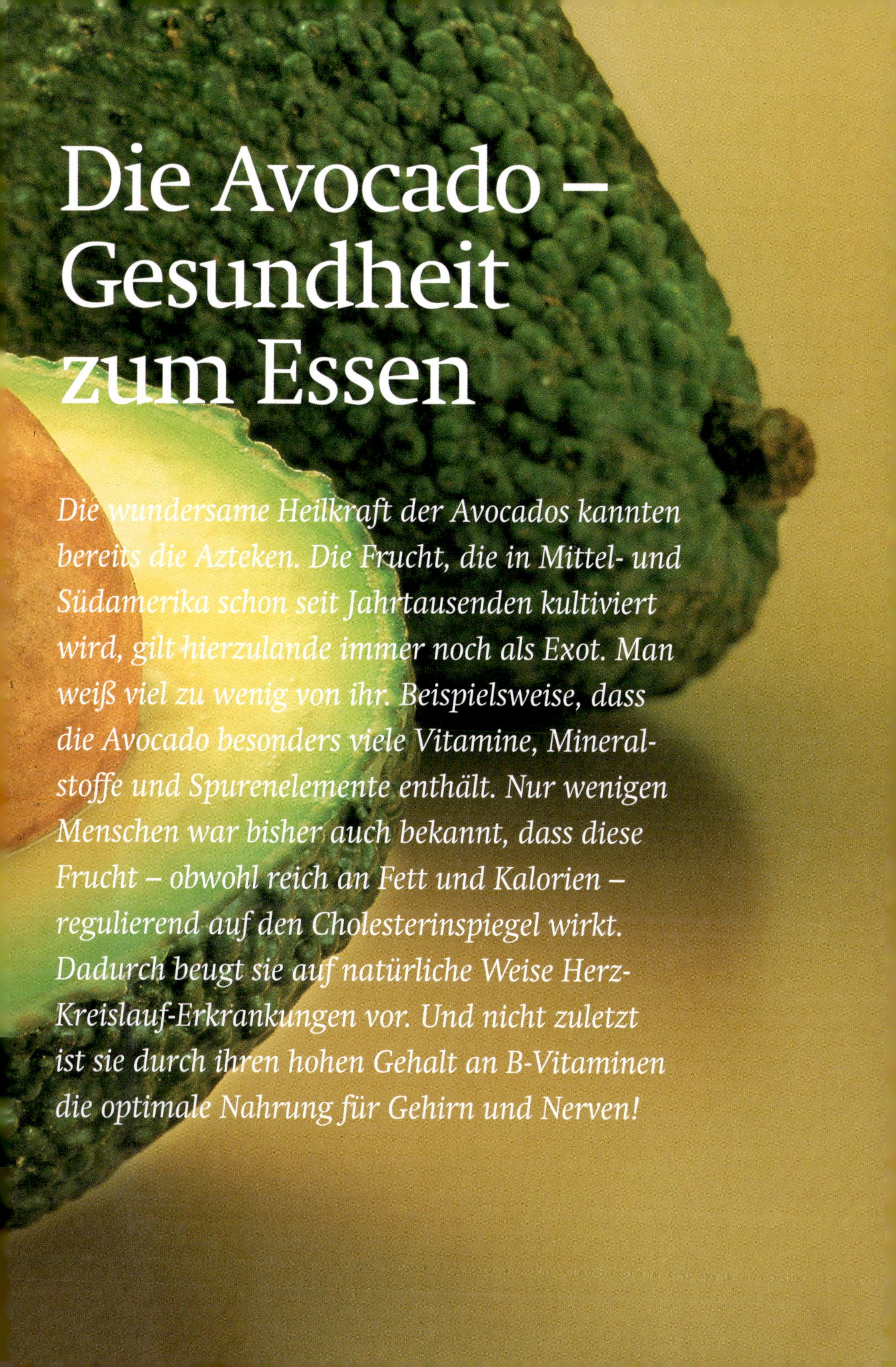

Die Avocado – Gesundheit zum Essen

Die wundersame Heilkraft der Avocados kannten bereits die Azteken. Die Frucht, die in Mittel- und Südamerika schon seit Jahrtausenden kultiviert wird, gilt hierzulande immer noch als Exot. Man weiß viel zu wenig von ihr. Beispielsweise, dass die Avocado besonders viele Vitamine, Mineralstoffe und Spurenelemente enthält. Nur wenigen Menschen war bisher auch bekannt, dass diese Frucht – obwohl reich an Fett und Kalorien – regulierend auf den Cholesterinspiegel wirkt. Dadurch beugt sie auf natürliche Weise Herz-Kreislauf-Erkrankungen vor. Und nicht zuletzt ist sie durch ihren hohen Gehalt an B-Vitaminen die optimale Nahrung für Gehirn und Nerven!

Es ist noch gar nicht so lange her, da war die Avocado den Feinschmeckern vorbehalten. Sie war beliebt und geschätzt – aber eben auch rar. Heute gehört sie nicht mehr unbedingt zu den exotischen Früchten, die man nur dem Namen nach kennt. Avocados gibt es überall und zu (fast) jeder Jahreszeit zu kaufen.

Trotzdem kennen die meisten Menschen die Avocado nur oberflächlich. Lange Zeit war die Baumfrucht mit vielen Vorurteilen belastet. Das meistzitierte: Avocados machen dick. Und wer ohnehin mit den Pfunden zu kämpfen hatte, ließ tunlichst die Finger von dem hellgrünen Fruchtfleisch. Zwar haben 100 g Fruchtfleisch in der Tat rund 220 kcal, aber der gesundheitliche Nutzen wiegt das um ein Vielfaches auf. In der Avocado stecken jede Menge Vitamine, Mineralstoffe und Spurenelemente – genau die Mischung, die der Körper braucht, um rundum fit zu bleiben. Diese Erkenntnisse sind keineswegs neu, denn in Mittelamerika ist die Avocado schon lange als „Wunderfrucht“ bekannt.

Avocado – die gesunde „Butter des Waldes“

Archäologische Funde haben bewiesen, dass es die Avocado bereits vor über 8000 Jahren gegeben haben muss. Aus dieser Zeit stammen Funde von ersten Avocadosamen. 7800 v. Chr. wurde die Frucht bereits in Oaxaca angebaut und von den Azteken genutzt. Aus der aztekischen Sprache, genauer von dem Wort „ahuacatl“, leitet sich auch der Name „Avocado“ ab. Er wurde im Jahre 300 v. Chr. erstmals schriftlich erwähnt.

Archäologische Funde belegen es: Schon die Azteken kannten und liebten die Avocado.

Für die Ureinwohner Mittelamerikas war die Avocado ein wichtiges Nahrungsmittel. Sie nannten sie auch schmeichelhaft „Butter des Waldes“ – ein Name, der zum einen vom cremigen Fruchtfleisch, aber auch von den nahrhaften Inhaltsstoffen herrühren könnte. Die Mayas und Azteken kannten jedoch auch die heilenden Eigenschaften der Avocado. Das Fruchtfleisch war ein probates Mittel bei Ohrenvereiterungen und wurde auch bei Schuppen auf die Haare aufgetragen. Man band Fieberkranken Blätter des Avocado-Baumes unter die Füße, um die Hitze aus dem Körper zu treiben. Bei Husten kochte man die Blätter mit Zucker auf und trank den Sud. In alten Maya-Überlieferungen fanden sich auch Hinweise auf die Verwendung des Avocadokerns. Dieser wurde geröstet und geraspelt, dann mit einem Maissud vermischt. Das Gebräu sollte Durchfälle stoppen.

Rezept gegen Durchfall: Avocadokerne raspeln, rösten und mit Spitzwegerichblättern vermischen. 1 Teelöffel pro Tasse mit Wasser aufkochen und trinken.

Lange Zeit blieb die Avocado das Geheimnis Mittelamerikas. Erstmals erwähnte der spanische Forscher Martin F. de Enciso die Butterfrucht in seinen Aufzeichnungen „Summa de Geografía“ im Jahre 1519. Doch die Versuche, die Avocado auch in Spanien anzubauen, schlugen fehl. Erst im 17. Jahrhundert gelang diese Anzucht auf der Iberischen Halbinsel. In den folgenden 100 Jahren trat die Avocado ihren Siegeszug um die Welt an: 1750 wurde sie in Afrika kultiviert; 1833 kam sie nach Florida. Schließlich erreichte sie auch Kalifornien und von dort aus eroberte sie den asiatischen Raum.

Die grüne Wunderfrucht enthält alles, was der Körper braucht

Um gesund zu bleiben und Erkrankungen vorzubeugen, braucht unser Körper eine ausgewogene Ernährung. Sie gewährleistet, dass der Organismus mit allen Nährstoffen versorgt wird, um Körperzellen aufzubauen und zu reparieren, um das Immunsystem zu stabilisieren und den Stoffwechsel zu aktivieren. Dazu sind die unterschiedlichsten Vitamine, Mineralstoffe und Spurenelemente notwendig. Um den täglichen Bedarf in solcher Vielfalt zu decken, kann man entweder regelmäßig Multivitamin-Präparate nehmen – oder einfach jeden Tag eine halbe Avocado essen.

Die Avocado gilt als eine der wertvollsten Früchte. Sie enthält viel Fett mit einem hohen Anteil an einfach ungesättigten Fettsäuren, die sich positiv auf den Cholesterinspiegel auswirken. Avocados sind reich an B-Vitaminen und an Vitamin E; außerdem enthalten sie die wichtigsten Mineralstoffe, insbesondere Kalium und Magnesium sowie die Spurenelemente Eisen und Kupfer.

Eiweiß – ohne geht es nicht

Protein oder Eiweiß ist einer der wichtigsten Bausteine der Gewebe und Organe unseres Körpers. Wir brauchen Proteine zur Reparatur unserer Zellen; außerdem sind sie ein wesentlicher Bestandteil von Enzymen und Hormonen. Man unterscheidet bei Nahrungsmitteln tierisches und pflanzliches Eiweiß – der Körper braucht beides, allerdings in einem Verhältnis von eins zu drei. Das bedeutet, auf eine Einheit tierisches Protein sollten drei Einheiten pflanzliches Eiweiß kommen.

Die Avocado hat einen besonders hohen Gehalt an essenziellen Aminosäuren, die unser Körper nicht selber bilden kann, sondern mit der Nahrung aufnehmen muss.

In jeder Körperzelle findet man Protein, jedoch immer in anderer Zusammensetzung und Struktur. Proteine setzen sich aus bis zu 20 verschiedenen Aminosäuren zusammen, die je nach Funktion des Eiweißes kombiniert sind. Man unterscheidet essenzielle und nicht essenzielle Aminosäuren. Die essenziellen Aminosäuren müssen durch die Nahrung aufgenommen werden, die anderen kann der Körper auch selbst herstellen. Die Avocado ist besonders reich an solchen essenziellen Aminosäuren.

Kohlenhydrate – die Energiespender

Die Kohlenhydrate in der Nahrung versorgen zusammen mit den Fetten unseren Körper mit Energie. Sie kommen in unseren Lebensmitteln im Wesentlichen in drei Formen vor: als Zucker, als verdauliche Stärke und als unverdaulicher Ballaststoff. Stärke und Ballaststoffe gehören zu den komplexen Kohlenhydraten – diese sind in der Avocado zu finden. Komplexe Kohlenhydrate haben gegenüber dem Zucker den Vorteil, dass sie einen höheren Sättigungswert haben und zu einem geringeren Blutzuckeranstieg nach dem Essen führen. Deshalb sollten wir unseren Kohlenhydratbedarf hauptsächlich aus solchen Kohlenhydraten decken.

Ballaststoffe bringen den Darm auf Trab

Ballaststoffe sind unverdauliche Pflanzenteile (im Falle der Avocado sind das im Wesentlichen Fasern), die die Darmtätigkeit anregen. Das ist wichtig, um unserer weitverbreiteten Zivilisationskrankheit „Verstopfung" vorzubeugen und Schadstoffe möglichst schnell aus dem Körper zu transportieren. Ballaststoffe haben nämlich ein hohes Wasserbindungsvermögen, quellen im Darm auf und erhöhen auf diese Weise das Stuhlvolumen. Dadurch wird die Darmperistaltik (die wellenförmigen Kontraktionen der Darmmuskulatur, die für den Weitertransport des Stuhls sorgen) angeregt. Eine ballaststoffreiche Ernährung bewirkt darüber hinaus ein lang anhaltendes Sättigungsgefühl, was natürlich der Figur zugute kommt.

Wichtig ist, Ballaststoffe immer mit viel Flüssigkeit aufzunehmen, damit sie im Darm aufquellen können.

Ungefähr 30 g Ballaststoffe pro Tag sollte der Mensch zu sich nehmen. In 100 g Avocado sind 6,3 g Ballaststoffe enthalten.

Sie ahnen es vielleicht schon: Die Avocado ist völlig zu Unrecht als „Dickmacher“ verschrien! Sie hat nämlich einen hohen Anteil an unverdaulichen Faserstoffen. Diese sättigen aber nicht nur und regen die Verdauung an, sondern verringern darüber hinaus das Risiko von Herz-Kreislauf-Erkrankungen, indem sie den Cholesterinspiegel senken.

Fett – manchmal besser als sein Ruf

Die Avocado hat für eine Frucht einen ziemlich hohen Fettanteil (um 25 %). Das ist in diesem Fall auch gut und richtig, denn wichtige Vitamine (wie A, D, E und K), die in der Avocado enthalten sind, gehören zu den fettlöslichen und könnten ohne Fett nicht vom Körper aufgenommen werden. Darüber lesen Sie später mehr. Besonders wichtig sind aber auch die im pflanzlichen Fett ent-

Energiewert und Inhaltsstoffe der Avocado[1)]

Der Energiegehalt der Avocado: 221 kcal/932 kJ

Die Inhaltsstoffe der Avocado lassen sich so aufteilen:

Wasser	66,0 g
Eiweiß	1,9 g
Fett	ca. 23,5 g
Kohlenhydrate	6,7 g
Ballaststoffe	6,3 g

1) gerechnet jeweils auf 100 g Fruchtfleisch. Der Fettgehalt schwankt zwischen 9 und 30 % (je nach Sorte).

haltenen ungesättigten Fettsäuren. Sie wirken sich im Gegensatz zu den gesättigten Fettsäuren, die meist in tierischem Fett vorkommen und – in zu hoher Menge aufgenommen – den Cholesterinspiegel erhöhen, positiv auf die Cholesterinwerte aus.

Jedes Fett besteht aus Fettsäuren. Je nach ihrer chemischen Zusammensetzung handelt es sich entweder um gesättigte, einfach ungesättigte oder mehrfach ungesättigte Fettsäuren. Mehrfach ungesättigte Fettsäuren kommen hauptsächlich in Meeresfisch, Nüssen und Pflanzenölen vor. Sie sind dafür bekannt, dass sie einen zu hohen Cholesterinspiegel im Blut senken können.

Man unterscheidet zwischen den hauptsächlich in pflanzlicher Nahrung vorkommenden ungesättigten Fettsäuren und den in tierischen Fetten enthaltenen gesättigten Fettsäuren. Fette mit gesättigten Fettsäuren sollten nicht mehr als 7–10 % unserer Gesamtkalorienzufuhr ausmachen.

Wichtig sind auch die einfach ungesättigten Fettsäuren. Sie führten in der Forschung lange ein Schattendasein, weil man davon ausging, dass sie den Cholesterinspiegel nicht maßgeblich beeinflussen. Diese Erkenntnis ist inzwischen überholt. Mehrfach ungesättigte Fettsäuren senken den Gesamt-Cholesterinspiegel und reduzieren dadurch gleichermaßen den Anteil des „guten" und des „schlechten" Cholesterins. Die einfach ungesättigten Fettsäuren hingegen ändern am Gesamt-Cholesterinspiegel wenig, erhöhen aber den Anteil der „guten" HDL-Cholesterine. Und das ist für die Therapie von Herz-Kreislauf-Erkrankungen wesentlich sinnvoller. Die Avocado enthält viele dieser einfach ungesättigten Fettsäuren.

Mineralstoffe und Spurenelemente bringen den Organismus in Schwung

Mineralstoffe und Spurenelemente müssen wir allesamt über die Nahrung aufnehmen, denn unser Körper kann sie nicht selbst herstellen. Sie sind besonders wichtig, weil alle Körperfunktionen in irgendeiner Weise von

Was ist Cholesterin?

Cholesterin ist eine Fettform, die unser Körper beispielsweise braucht, um Zellen aufzubauen und Hormone zu produzieren. Der Organismus stellt Cholesterin selbst her und könnte so den eigenen Bedarf decken, aber auch in der Nahrung sind Cholesterine enthalten, sodass es oft zu einem Überschuss kommt. Nicht gebrauchtes Cholesterin setzt sich an den Gefäßwänden ab und verengt die Blutbahnen. Der Cholesterinspiegel wird im Blut gemessen. Man spricht von einem erhöhten Cholesterinspiegel, wenn der Cholesterinwert eine Grenze von 250 mg/100 ml Blut erreicht oder überschreitet. Ein hoher Cholesterinspiegel gilt als Risikofaktor für Herzinfarkt und Schlaganfall.

Ausschlaggebend ist allerdings nicht nur der Gesamtwert des Cholesterins, sondern wesentlich ist auch die Unterteilung in „gutes" und „schlechtes" Cholesterin. Das „gute" wird im Fachjargon „HDL" genannt und schützt die Gefäße. Das „schlechte" Cholesterin heißt „LDL" und begünstigt Cholesterinablagerungen in den Arterien.

Eine ausreichende Versorgung mit Mineralstoffen und Spurenelementen ist natürlich ebenso wichtig wie die Vitaminzufuhr.

ihnen beeinflusst werden. Sie bringen den Stoffwechsel in Gang, stärken das Immunsystem, helfen Körperzellen aufzubauen und sorgen für ein reibungsloses Funktionieren unserer Organe. Fehlen dem Organismus Mineralstoffe, so kann das zu schwerwiegenden Erkrankungen führen. Die Avocado enthält ein breites Spektrum an Mineralstoffen und Spurenelementen, unter anderem:

- Kalium
- Magnesium
- Phosphor
- Kalzium
- Eisen
- Kupfer
- Mangan

Kalium – blutdrucksenkend und entwässernd

Unser Tagesbedarf an Kalium beträgt 3–4 g.

In der Avocado ist besonders viel, nämlich rund 500 mg, von diesem Mineralstoff enthalten. Das ist wichtig, denn der Körper benötigt davon täglich etwa 3–4 g. Der hohe Kaliumbedarf wird verständlich, wenn man bedenkt, dass alle Zellen unseres Körpers diesen Stoff brauchen. Kalium hilft nämlich bei der Entwässerung der Zellen.

Warum das so wichtig ist? Zellen enthalten Flüssigkeit, die sich ständig erneuert. In dieser Flüssigkeit sind alle wichtigen Nährstoffe gelöst, die die Zellen brauchen, um optimal zu funktionieren. Sind die Nährstoffe entnommen, muss die Flüssigkeit, die nun mit den Abfallprodukten des Zellstoffwechsels angereichert ist, abtransportiert werden. Für diesen Flüssigkeitsaustausch sorgt das Kalium. Ein Kaliummangel macht sich zuerst in den Muskel- und Nervenzellen bemerkbar. Ohne das Mineral kommt es zu Muskelschwäche, Konzentrationsstörungen und Müdigkeit. Auch für die Herztätigkeit spielt Kalium eine wichtige Rolle.

Für Menschen mit Bluthochdruck ist eine kaliumreiche Ernährung besonders wichtig: Während Kochsalz (Natriumchlorid) bei dafür empfindlichen Menschen den Blutdruck erhöht, wirkt Kalium blutdrucksenkend.

Magnesium – das „Anti-Stress-Mineral“

Magnesium erfüllt eine Vielzahl wichtiger Funktionen in unserem Organismus: Es verbessert die Leistung des Herzmuskels, beugt der Entstehung von Thrombose, Herzinfarkt und Schlaganfall vor und ist außerdem eine „Wundermedizin“ gegen Stress.

Dieses Mineral hat eine Vielzahl von Aufgaben zu erfüllen. Es ist an zahlreichen Stoffwechselvorgängen beteiligt. So steuert Magnesium beispielsweise die Funktion von rund 300 Enzymen im Organismus. Außerdem ist es ein wichtiger Knochenbaustein und auch für die Muskeltätigkeit unverzichtbar. Auch das Herz ist ein Muskel, der ausreichend mit Magnesium versorgt werden muss: Das Mineral verbessert nämlich die Herzleistung. Darüber hinaus hemmt Magnesium die Blutgerinnung, senkt das Risiko einer Verklumpung von Blutplättchen (Thrombozyten) und beugt somit Thrombose, Herzinfarkt und Schlaganfall vor.

Das lebenswichtige Mineral dämpft außerdem die Erregbarkeit von Nerven und Muskeln; wer unter Migräne oder krampfartigen Kopfschmerzen leidet, sollte daher ganz besonders auf eine ausreichende Magnesiumzufuhr achten. Das gleiche gilt für Menschen, die unter Stress stehen: Magnesium lindert nämlich Erregungszustände, Nervosität und Gereiztheit und lässt uns nervliche Belastungen – vor allem Lärm – besser ertragen. Nervösen und aggressiven Kindern fehlt häufig nichts anderes als Magnesium.

Bei Sportlern und Menschen, die unter Stress stehen, ist der Magnesiumbedarf erhöht. Sie sollten sich täglich eine Avocado gönnen!

Unser täglicher Magnesium-Bedarf liegt bei 300 bis 350 mg; mit einer knappen halben Avocado können wir bereits ein Zehntel davon decken, denn in 100 g Avocado-Fruchtfleisch sind rund 30 mg des Minerals enthalten.

Phosphor – Nahrung für unsere Knochen

Genau wie das Magnesium gehört auch Phosphor zu den Knochenbausteinen. Es lagert sich in den Knochen ab und sorgt dafür, dass sie stabiler und fester werden. Im Gewebe ist Phosphor ein wichtiger Energieüberträger; ohne dieses Mineral könnte die aus der Nahrung gewonnene Energie nicht in Muskelarbeit umgesetzt werden.

Rund 800 mg Phosphor täglich sollte ein erwachsener Mensch zu sich nehmen. 38 mg sind in 100 g Avocado enthalten.

Kalzium – die beste Vorbeugung gegen Osteoporose

Dieser Mineralstoff ist der wichtigste Knochenbaustein überhaupt. Er lagert sich vorwiegend in Knochen und Zähnen ab und macht sie fester. Da die Knochenzellen – ebenso wie alle anderen Körperzellen – immer wieder erneuert werden, braucht der Körper ständig Kalzium. Deshalb liegt unser täglicher Bedarf auch bei rund 800 mg. In 100 g Avocado-Fruchtfleisch sind rund 10 mg Kalzium enthalten.

Die wichtigsten Kalziumlieferanten sind Milch und Milchprodukte. Aber auch in Nüssen, Sesamkernen, Petersilie, Brunnenkresse und Kakaopulver ist ziemlich viel Kalzium enthalten.

Eine ausreichende Versorgung mit Kalzium ist sehr wichtig zur Vorbeugung gegen Osteoporose – den gefürchteten Knochenschwund, an dem vor allem ältere Menschen und Frauen nach den Wechseljahren häufig erkranken. Denn wenn wir älter werden, kann unser Körper das Kalzium, das wir mit der Nahrung aufnehmen, nicht mehr so gut verwerten. Bei Frauen wird in den Wechseljahren zudem die Produktion der Östrogene eingestellt – weiblicher Sexualhormone, die die Einlagerung von Kalzium in die Knochen fördern. Daher müssen Menschen in vorgerücktem Alter ganz besonders auf eine ausreichende Kalziumzufuhr achten. Bei Frauen nach den Wechseljahren liegt der Kalziumbedarf bei 1500 mg täglich.

Eisen

Ein leichter Eisenmangel gehört bei uns zu den verbreitetsten Mangelerscheinungen. Frauen sind gefährdeter als Männer, da sie durch die Menstruation viel Eisen verlieren. In 100 g Avocado sind 600 µg Eisen enthalten.

Eisen gehört zu den so genannten Spurenelementen. Der Körper braucht es nur in geringen Mengen, aber verzichten kann er darauf nicht. Frauen haben einen höheren Eisen-Tagesbedarf (18 mg) als Männer (12 mg).

Das Spurenelement wird gebraucht, um bei den roten Blutkörperchen den Blutfarbstoff Hämoglobin zu bilden. Dieser Stoff ist für den Sauerstoff-Transport im Blut zuständig. Leidet man an Eisenmangel, so zeigt sich das durch Müdigkeit, Blässe und Infektionsanfälligkeit. Haare und Fingernägel werden brüchig und spröde.

Kupfer

Unser Tagesbedarf an Kupfer liegt bei 2–4 mg.

Dieses Spurenelement wiederum sorgt dafür, dass Eisen vom Körper aufgenommen werden kann. Es trägt also indirekt ebenfalls zur Bildung des roten Blutfarbstoffs Hämoglobin bei. Ein Mangel äußert sich in gleicher Weise wie ein Eisen-Defizit. Mit einem Kupfergehalt von 225 µg pro 100 g gehört die Avocado zu den kupferreichen Obstarten.

Mangan

Dieses Spurenelement ist noch relativ unbekannt. Man weiß allerdings, dass es die Verwertbarkeit von Vitamin B_1 steigert. Es ist auch Teil bestimmter Enzyme und am Aufbau von Bindegewebe, an der Bildung von Harnstoff sowie an der Eiweiß- und Fettsäuresynthese beteiligt und unterstützt durch seine entgiftende Wirkung die Immunabwehr. 100 g Avocado enthalten 180 µg Mangan; unser Tagesbedarf liegt bei 2–5 mg.

Mineralstoffe und Spurenelemente[1)]

Kalium	500 mg
Phosphor	38 mg
Magnesium	30 mg
Kalzium	10 mg
Eisen	600 µg
Kupfer	225 µg
Mangan	180 µg

1) gerechnet jeweils auf 100 g Avocado-Fruchtfleisch

Vitamine – Bausteine des Lebens

Vitamine sind lebensnotwendige organische Substanzen, die größtenteils nicht von unserem Körper selbst gebildet werden können, sondern ihm tagtäglich von neuem zugeführt werden müssen – entweder in Form des Vitamins selbst oder als Vorstufen, die dann in die entsprechenden Vitamine umgewandelt werden können.

Man unterscheidet generell fettlösliche und wasserlösliche Vitamine. Zu den fettlöslichen gehören die Vitamine A, D, E und K, zu den wasserlöslichen das Vitamin C und alle B-Vitamine.

Vitamine werden vom Körper unterschiedlich gespeichert, wobei die fettlöslichen Vitamine und auch das B_{12} in relativ großen Mengen auf Vorrat angelegt werden können. Die anderen Vitamine werden nur in kleinen Mengen gespeichert und können deshalb den Bedarf unseres Organismus immer nur für kurze Zeit decken – beispielsweise das Vitamin C. Am besten ist es deshalb, den Körper durch Nahrungsmittel mit Vitaminen zu ver-

Die meisten Vitamine werden von unserem Organismus nur in kleinen Mengen gespeichert und müssen ihm daher regelmäßig mit der Nahrung zugeführt werden.

sorgen. Durch den Verdauungsprozess werden sie kontinuierlich freigesetzt und gehen so sukzessive in den Organismus über. Vor allem aber können vitaminreiche Nahrungsmittel nie zu einer Überdosierung führen, was vor allem bei Vitamin A und D von Bedeutung ist. Diese Gefahr besteht lediglich bei Multivitaminpräparaten. In der Avocado sind diese Vitamine nur in Mengen enthalten, die eine Überdosierung quasi unmöglich machen.

Die Avocado ist eine wahre „Vitaminbombe". Sie enthält Vitamin A, C, D, K und E sowie viele B-Vitamine. Jedes dieser Vitamine für sich spielt für die Gesunderhaltung des Körpers eine wichtige Rolle – zusammen sind sie ein unschlagbares Team.

Avocados sind die reinsten „Vitaminbomben".

Vitamin A – wichtig für die Augen

Korrekt müsste man es eigentlich Provitamin A oder besser noch Betakarotin nennen. Betakarotin ist eine Vorstufe des Vitamins A. Durch Nahrungsmittel nehmen wir Betakarotin auf und dieses wird erst im Körper in Vitamin A umgewandelt. Bei normaler Ernährung kann man den Vitamin-A-Bedarf des Körpers mühelos decken. Täglich braucht ein Erwachsener etwa 0,9 mg davon. Es findet sich in orange, roten und gelben Früchten und Gemüsen, aber auch in grünem Gemüse. In der Avocado sind (gerechnet auf 100 g Fruchtfleisch) rund 12 µg Betakarotin enthalten.

Vitamin A ist für das Zellwachstum, eine gesunde Haut und einen widerstandsfähigen Zahnschmelz verantwortlich. Besonders eindrucksvoll ist seine Wirkung jedoch auf das Sehvermögen. Wer beispielsweise unter Nachtblindheit leidet, sollte überprüfen, ob er mit der Nahrung genügend Vitamin A aufnimmt.

Vitamin A ist auch am Aufbau und Wachstum der Haut und der Schleimhäute beteiligt. Bekommt der Organismus zu wenig davon, trocknen Haut und Schleimhäute aus. Als Folge wird der Körper anfälliger für Infektionskrankheiten – vor allem im Winter. Mit Vitamin A muss man allerdings auch vorsichtig sein, denn eine Überdosierung kann zu Leberschäden führen.

Die Vorstufe des Vitamins A – Betakarotin – gehört zusammen mit Vitamin C und E zu den so genannten antioxidativen Vitaminen. Darüber werden Sie später in diesem Kapitel noch etwas mehr lesen.

Vitamin A ist nur in tierischer Nahrung (Leber, Aal, Thunfisch, Milchprodukten) enthalten. Seine Vorstufe, das Betakarotin (Provitamin A) findet sich dagegen in pflanzlicher Nahrung: vor allem in roten, orangefarbenen und gelben Früchten und Gemüsearten sowie in grünem Gemüse – und in der Avocado.

Vitamin C stärkt nicht nur die Immunabwehr

Das Vitamin C, auch Askorbinsäure genannt, gehört wohl zu den bekanntesten Vitaminen überhaupt. Vor allem in der typischen Erkältungszeit hört man immer wieder, man solle das Immunsystem durch genügend Vitamin C stärken. In der Tat haben zahlreiche Studien bewiesen, dass Vitamin C das Immunsystem positiv beeinflusst, sodass Krankheitserreger besser abgewehrt werden können.

Aber das Vitamin C kann noch wesentlich mehr: Zum Beispiel braucht der Körper es, um Eisen und Folsäure (ein anderes Vitamin) aus der Nahrung aufzunehmen. Dadurch trägt es indirekt also auch zur Blutbildung bei – an beidem sind nämlich die Folsäure und das Eisen beteiligt.

Eine weitere wichtige Rolle spielt Vitamin C bei der Bildung von Bindegewebe. Es wird benötigt, um Kollagene herzustellen, die für das Bindegewebe und die Knochen unerlässlich sind. Askorbinsäure ist aber auch das Anti-Stress-Vitamin. Stress schwächt in der Regel das körpereigene Abwehrsystem, Vitamin C wirkt dem ent-

Püriert man das Fruchtfleisch einer Avocado und mischt dazu frisch gepressten Orangensaft, kann man seinen Vitamin-C-Bedarf für den ganzen Tag decken.

gegen. Es gibt sogar Untersuchungen, die dem Vitamin C eine Anti-Krebs-Wirkung bescheinigen.

Bei diesem breiten Wirkungsspektrum ist es eigentlich erstaunlich, dass der Körper vom Vitamin C so relativ wenig braucht – nämlich nur rund 75 mg pro Tag. Besonders viel Vitamin C ist in Obst enthalten; auch in 100 g Avocado-Fruchtfleisch findet man immerhin 13 mg.

Das Problem beim Vitamin C ist allerdings, dass es im Körper nicht gespeichert wird, weil es zu den wasserlöslichen Vitaminen gehört. Aus diesem Grunde nutzt es wenig, „auf Vorrat“ Vitamin C zu tanken, wie viele Menschen irrtümlicherweise glauben. Es ist sehr viel besser, seine Vitamin-C-Zufuhr gleichmäßig Tag für Tag und über den Tag zu verteilen.

Vitamin E hilft gegen freie Radikale

Das Vitamin E spielt im Körper eine ganz wichtige Rolle. Es gehört zu den fettlöslichen Vitaminen und wird vom Körper gespeichert. Hauptlieferant für Vitamin E sind pflanzliche Nahrungmittel.

100 g Avocado liefern 1,3 mg Vitamin E. Außer in Avocados ist das Vitamin reichlich enthalten in:

- *Nüssen*
- *Leinsamen*
- *Hering, Makrele, Heilbutt*
- *Olivenöl, Sonnenblumenöl, Weizen- und Maiskeimöl*

Die wichtigste Funktion des Vitamins E ist der Zellschutz. Im Wesentlichen sind es so genannte „freie Radikale“, die unsere Zellen schädigen und oft sogar zerstören. Als freie Radikale bezeichnet man aggressive Sauerstoffverbindungen im Körper, die als Mitverursacher des Alterungsprozesses gelten. Ein freies Radikal ist ein äußerst aggressives Molekül, das in unserem Körper Reaktionen mit anderen Molekülen eingeht und dadurch den Zellen Schaden zufügt. Freie Radikale besitzen die Fähigkeit, Zellmembranen zu schädigen und Zellen zu zerstören. Der Begriff „freies Radikal“ hört sich bedrohlich an, und doch sind diese Moleküle etwas ganz Natürliches, was es schon immer gab. Freie Radikale sind jedoch heute häufiger, unser Körper nimmt sie in unterschiedlicher Weise auf:

- Zum Beispiel durch die Umwelt. Luftverschmutzung, Zigarettenrauch, Smog, Abgase, Giftmüll, Dünge- und Insektenschutzmittel, Drogen und auch bestimmte Nahrungsmittel können freie Radikale erzeugen.

- Zum Beispiel durch Genussgifte. Alkohol und Nikotin führen zu einer vermehrten Entstehung freier Radikale in unserem Organismus; deshalb sind sie so schädlich für unsere Gesundheit.

- Zum Beispiel durch Eigenproduktion. Unser Körper produziert durch den Stoffwechsel ständig Abfallprodukte, in denen auch freie Radikale enthalten sind. Aber auch Stress, körperliche Anspannung, Krankheiten, psychische Probleme, Medikamente und Infektionen fördern die körpereigene Produktion von freien Radikalen.

- Zum Beispiel durch Kettenreaktion: Quasi als Domino-Effekt macht jedes freie Radikal, das einem anderen Molekül ein Elektron stiehlt, dieses ebenfalls zum freien Radikal.

Ein freies Radikal ist ein Molekül, das eines seiner Elektronen verloren hat und dadurch aus dem Gleichgewicht geraten ist. Um sich wieder auszubalancieren, „klaut" es einem anderen, intakten Molekül ein Elektron. Dadurch wird eine Kettenreaktion ausgelöst, die unsere Zellen irreparabel schädigen kann.

Vor den freien Radikalen kann man den Körper schützen, indem man ausreichend antioxidative Vitamine (E, C und Betakarotin, auch „Radikalfänger" genannt) zu sich nimmt.

Zahlreiche medizinische Studien haben inzwischen bewiesen, dass antioxidative Vitamine die Entwicklung

Vitamin E, Vitamin C und Betakarotin schützen die Zellen vor dem Angriff der freien Radikale, die als Ursache für die unterschiedlichsten Krankheiten gelten.

und den Verlauf unterschiedlicher Erkrankungen positiv beeinflussen können.

So beugt Vitamin E beispielsweise verschiedenen Zivilisationskrankheiten wie Herzinfarkt, Schlaganfall und bestimmten Krebsarten vor.

Auch vor degenerativen Erkrankungen wie der Parkinson- oder Alzheimer-Krankheit kann man sich durch antioxidative Vitamine bis zu einem gewissen Grad schützen.

Ganz klare Vorteile jedoch ergeben sich bei folgenden Beschwerden:

- Arteriosklerose, auch Arterienverkalkung genannt, ist die Ursache für die meisten Herz-Kreislauf-Krankheiten. Antioxidative Vitamine wirken diesen gefährlichen Ablagerungen an den Innenwänden der Arterien entgegen.

- Diabetes – auch Zuckerkrankheit genannt – hat meist Durchblutungsstörungen bis hin zur Zerstörung kleinerer Blutgefäße zur Folge. Antioxidative Vitamine – speziell Vitamin E – können dem entgegenwirken.

- Arthritis ist eine entzündliche Gelenkerkrankung. Auch bei den damit verbundenen Beschwerden ließen sich durch antioxidative Vitamine, insbesondere wiederum durch Vitamin E, Entzündungen positiv beeinflussen.

Alle Lebensmittel, die viel Betakarotin, Vitamin C und E enthalten, wirken antioxidativ. Die Avocado ist dafür ein klassisches Beispiel, da sie alle drei Vitamine gleichzeitig enthält.

Vitamin B_1 sorgt für gute Nerven

Das Vitamin B_1 wird auch Thiamin genannt und ist wichtig, weil mit seiner Hilfe die Kohlenhydrate aus Nahrungsmitteln in Energie umgewandelt werden können. Ohne Vitamin B_1 könnten auch Muskeln und Nerven nicht optimal funktionieren, denn dieses Vitamin ist für die Erregungsbildung der Nerven und damit für die Weiterleitung von Informationen entlang der Nervenbahnen verantwortlich. 1,2 mg Thiamin täglich braucht unser Körper; 80 µg sind in 100 g Avocado enthalten.

Vitamin B_2 hilft bei der Energiegewinnung

Das Vitamin B_2 wird im Fachjargon auch Riboflavin genannt. Als wasserlösliches Vitamin wird es nicht im Körper gespeichert, sondern muss ihm tagtäglich neu zugeführt werden. Das ist weiter kein Problem, denn die meisten Nahrungsmittel enthalten Riboflavin – wenn auch in unterschiedlichen Mengen. Wie alle anderen B-Vitamine auch ist das Riboflavin ein Coenzym. Das bedeutet, dass es einem Enzym bei der Erfüllung seiner speziellen Aufgabe hilft. In diesem besonderen Fall ist es ein Enzym, das an der Energiegewinnung beteiligt ist. Außerdem spielt Riboflavin eine wichtige Rolle bei der Erhaltung der Schutzschicht, die die Nervenbahnen umgibt.

Wer „Nerven wie Drahtseile" haben möchte, muss auf eine ausreichende Riboflavin-Versorgung achten! 1,6 mg brauchen wir täglich von dem Vitamin. 150 µg sind in 100 g Avocado enthalten.

Vitamin B_3 hält unser Gehirn auf Trab

Niacin oder Nicotinamid wird auch als Vitamin B_3 bezeichnet. Auch dieses Vitamin ist ein wichtiger Energielieferant, weil es – wie andere B-Vitamine – am Kohlenhydrat-, Eiweiß- und Fettstoffwechsel beteiligt ist.

Darüber hinaus steuert es die Produktion von Neurotransmittern – Botenstoffen, die der Erregungsübertragung zwischen den Nervenzellen dienen –, ist für unsere Gehirntätigkeit also unerlässlich. Unser Tagesbedarf beträgt 17 mg. 100 g Avocado enthalten 1,1 mg.

Vitamin B_5 – gut für Haut und Haare

Pantothensäure (also Vitamin B_5) kommt quasi in allen Lebensmitteln vor – allerdings nie in besonders hoher Konzentration. Obwohl es nicht im Körper gespeichert werden kann, sind Mangelerscheinungen sehr selten. Pantothensäure nimmt eine zentrale Stellung im gesamten Stoffwechsel ein, denn sie sorgt für die Energiegewinnung aus der Nahrung.

100 g Avocado decken bereits fast ein Fünftel unseres Bedarfs an Pantothensäure, der bei 6 mg liegt.

Lange Zeit war Pantothensäure vor allem als Wachstumsvitamin bekannt. Der Körper braucht dieses Vitamin aber auch, um körpereigenes Cholesterin und Hormone herzustellen. Ebenso hat Vitamin B_5 Einfluss auf die Blutbildung und die Produktion von Antikörpern. Außerdem ist Vitamin B_5 das „Haarwuchsvitamin", das für eine schöne, kräftige Haarpracht sorgt, und ist am Stoffwechsel der Hautzellen beteiligt.

Vitamin B_6 – der Eiweißverwerter

Dieses Vitamin braucht der Organismus, um Eiweiß aus der Nahrung verwerten zu können. Wer sich also eiweißreich ernährt, sollte unbedingt auch auf eine ausreichende Versorgung mit Vitamin B_6 (Pyridoxin) achten. Besonders wichtig ist dieses Vitamin für Schwangere und stillende Mütter; sie haben einen deutlich erhöhten Bedarf.

Vitamin B_6 ist besonders wichtig für Sportler, denn es fördert den Eiweißaufbau in der Muskulatur.

Vitamin B_6 spielt auch eine wichtige Rolle im Fettstoffwechsel, bei der Zellteilung und der Produktion von Hormonen. Das Immunsystem wird durch Pyridoxin ebenfalls stimuliert – Grund genug, auf eine ausreichende Versorgung mit diesem wichtigen Vitamin zu achten. Wir brauchen davon 1,7 mg pro Tag (Schwangere: 2,6 mg). In 100 g Avocado sind 0,53 mg Pyridoxin enthalten – das entspricht fast schon einem Drittel unseres Tagesbedarfs!

Biotin – das Schönheitsvitamin

Biotin – ebenfalls ein B-Vitamin – sorgt für das Zellwachstum und unterstützt die gesunde Funktion des Nervensystems. Es ist wiederum ein „Helferstoff", ohne den der Stoffwechsel von Eiweiß, Fetten und Kohlenhydraten im Körper nicht funktionieren würde. Außerdem wird ihm eine Schutzfunktion für Haut und Haare zugeschrieben. Deshalb wird es auch oft „Vitamin H" genannt. Für gesundes Haar, eine schöne Haut und kräftige Fingernägel, die nicht bei jeder Gelegenheit abbrechen, ist eine ausreichende Biotin-Versorgung wichtig.

Wer unter brüchigen Fingernägeln und Haarproblemen leidet, sollte ganz besonders auf eine ausreichende Biotin-Zufuhr achten.

Die meisten Nahrungsmittel enthalten Biotin, wenn auch nur in geringeren Mengen. Hauptlieferanten sind Hefe, Leber, Nüsse und Eigelb. In 100 g Avocado-Fruchtfleisch sind 10 µg Biotin enthalten – der tägliche Bedarf wird auf etwa 30–100 µg geschätzt.

Folsäure – der Blutbaustein

Das B-Vitamin Folsäure spielt eine wichtige Rolle im Eiweiß-Stoffwechsel, außerdem wird es zur Bildung der roten Blutkörperchen benötigt. Vor allem in der Schwan-

Folsäure gehört zu den empfindlichsten Vitaminen. Durch Erhitzen wird sie fast völlig zerstört und auch längere Lagerung bei Zimmertemperatur verträgt sie nicht gut.

gerschaft haben Frauen einen erhöhten Folsäure-Bedarf – ein Mangel in dieser Zeit kann beim Baby schwere Entwicklungsstörungen zur Folge haben. 300 Mg täglich brauchen wir von diesem Vitamin; ein Zehntel davon ist in 100 g Avocado enthalten. Und die Avocado hat gegenüber anderen Lebensmitteln, die ebenfalls Folsäure enthalten, einen entscheidenden Vorteil: Avocado wird in der Regel roh gegessen und dadurch bleibt die Folsäure, die beim Erhitzen oder Garen in Wasser fast vollständig verloren geht, erhalten.

Vitamin D: das Sonnenlicht-Vitamin für gesunde Knochen

Unser Organismus braucht Vitamin D, um das Kalzium aus der Nahrung aufnehmen und in den Knochen einlagern zu können. 100 g Avocado decken bereits unseren Tagesbedarf an diesem Vitamin.

Neben dem Vitamin A ist Vitamin D das einzige, das unser Körper selbst aus einem Provitamin bildet. Dieses Provitamin heißt Calciferol und ist hauptsächlich in tierischen Lebensmitteln (fettreichen Fischen, Fleisch, Lebertran) enthalten. Die Avocado stellt insofern eine Ausnahme dar: Sie enthält immerhin 5 µg Vitamin D pro 100 g, womit unser Tagesbedarf an diesem Vitamin schon gedeckt wäre. Darüber hinaus wird Vitamin D aber auch mit Hilfe des Sonnenlichts gebildet. Dazu wird Cholesterin von der Leber zur Haut transportiert und dort durch die Einwirkung der Sonnenstrahlung in Vitamin D umgewandelt.

Dieses Vitamin arbeitet im Körper mit dem Mineral Kalzium zusammen; gemeinsam sind sie für den Aufbau von Knochensubstanz verantwortlich. Ein Mangel an Vitamin D, der also beispielsweise auch durch zu wenig Sonne und Licht entstehen kann, äußert sich deshalb unter anderem in Knochenveränderungen. Babys erhalten im ersten Lebensjahr Vitamin D in Tablettenform.

Vitamingehalt der Avocado[1)]

Betakarotin (Vitamin A)	12 µg
Vitamin C	13 mg
Vitamin D	5 µg
Vitamin E	1,3 mg
Vitamin K	20,33 µg
Vitamin B_1 (Thiamin)	80 µg
Vitamin B_2 (Riboflavin)	150 µg
Vitamin B_3 (Nicotinamid)	1,1 mg
Vitamin B_5 (Pantothensäure)	1,1 mg
Vitamin B_6 (Pyridoxin)	530 µg
Biotin	10 µg
Folsäure	30 µg

1) gerechnet jeweils auf 100 g Fruchtfleisch

Vitamin K sorgt für die Blutgerinnung

Mit 20,33 µg pro 100 g gehört die Avocado, was den Vitamin-K-Gehalt angeht, zu den Spitzenreitern unter den Früchten. Dieses Vitamin sorgt für die Blutgerinnung und für gesunde Knochen. Es ist in grünen Gemüsen und auch in Vollkorngetreide enthalten.

Unser Vitamin-K-Bedarf beträgt 70 µg pro Tag.

Die Avocado – gut für Herz, Hirn und Nerven

Als Nahrung fürs Gehirn steht die Avocado der Banane nicht weit nach. Durch eine spezielle Kohlenhydratart, die in der Avocado enthalten ist, werden Nerven- und Gehirnzellen besser mit Energie versorgt. Die Folge: Man

Auch die vielen B-Vitamine machen die Avocado zur idealen Gehirn- und Nervennahrung.

fühlt sich wacher, frisch und geistig fit. Eine Portion Avocado täglich erhöht die Konzentrationsfähigkeit und erhellt die Stimmung. Die Avocado enthält auch viel Lecithin, das als Nervennahrung bekannt ist.

Tryptophan – wichtig für gute Laune und erholsamen Schlaf

Wer viele tryptophanhaltige Nahrungsmittel zu sich nimmt, schlägt gleich zwei Fliegen mit einer Klappe: Denn aus der Aminosäure Tryptophan – die vor allem in Milch, Jogurt, Geflügel und Süßigkeiten wie Schokolade, aber auch in manchen Früchten (z. B. Datteln, Feigen, Bananen und Avocados) enthalten ist – stellt unser Körper tagsüber das Hormon Serotonin her, das für seelische Ausgeglichenheit zuständig ist. Deshalb schlingen wir bei Frust, Langeweile und Niedergeschlagenheit oft instinktiv Schokolade, Kuchen oder irgendetwas anderes Süßes in uns hinein – und fühlen uns hinterher tatsächlich besser. Die gesündere Lösung freilich wäre es, zu einer Avoçado oder irgendeiner anderen tryptophanhaltigen Frucht zu greifen. Nachts wird das Serotonin in unserem Körper in Melatonin umgewandelt – jenes Hormon, das für den Schlaf-Wach-Rhythmus verantwortlich ist und uns abends in seligen Schlummer hinüberdämmern lässt. Deshalb sorgen Avocados – regelmäßig genossen – nicht nur für Ausgeglichenheit und innere Ruhe, sondern tragen darüber hinaus auch noch zu einem gesunden Schlaf bei.

Darüber hinaus gilt sie aufgrund ihres hohen Tryptophangehalts als klassische „Abendfrucht“: Tryptophan ist eine Aminosäure, aus der unser Organismus nachts das „Schlafhormon“ Melatonin herstellt, das für ruhige und erholsame Nachtruhe sorgt. Wer also unter Einschlafproblemen leidet, sollte sich abends vor dem Zubettgehen eine Avocado gönnen.

Auch Bananen, Datteln und Feigen enthalten viel Tryptophan und eignen sich daher gut als natürliche Einschlafhilfe.

Die Avocado schont den Magen

Die Avocado hat auch viele Inhaltsstoffe, die bei Verdauungsproblemen regulierend wirken. Vor allem der Magen kann durch regelmäßigen Avocado-Genuss vor Übersäuerung geschützt werden. Bestimmte Stoffe, die im cremigen Fruchtfleisch enthalten sind, kleiden den Magen von innen aus und lassen keine aggressiven Stoffe durch. Durch ihren hohen Anteil an Ballaststoffen wirkt die Avocado außerdem auf natürliche Weise gegen Verstopfung.

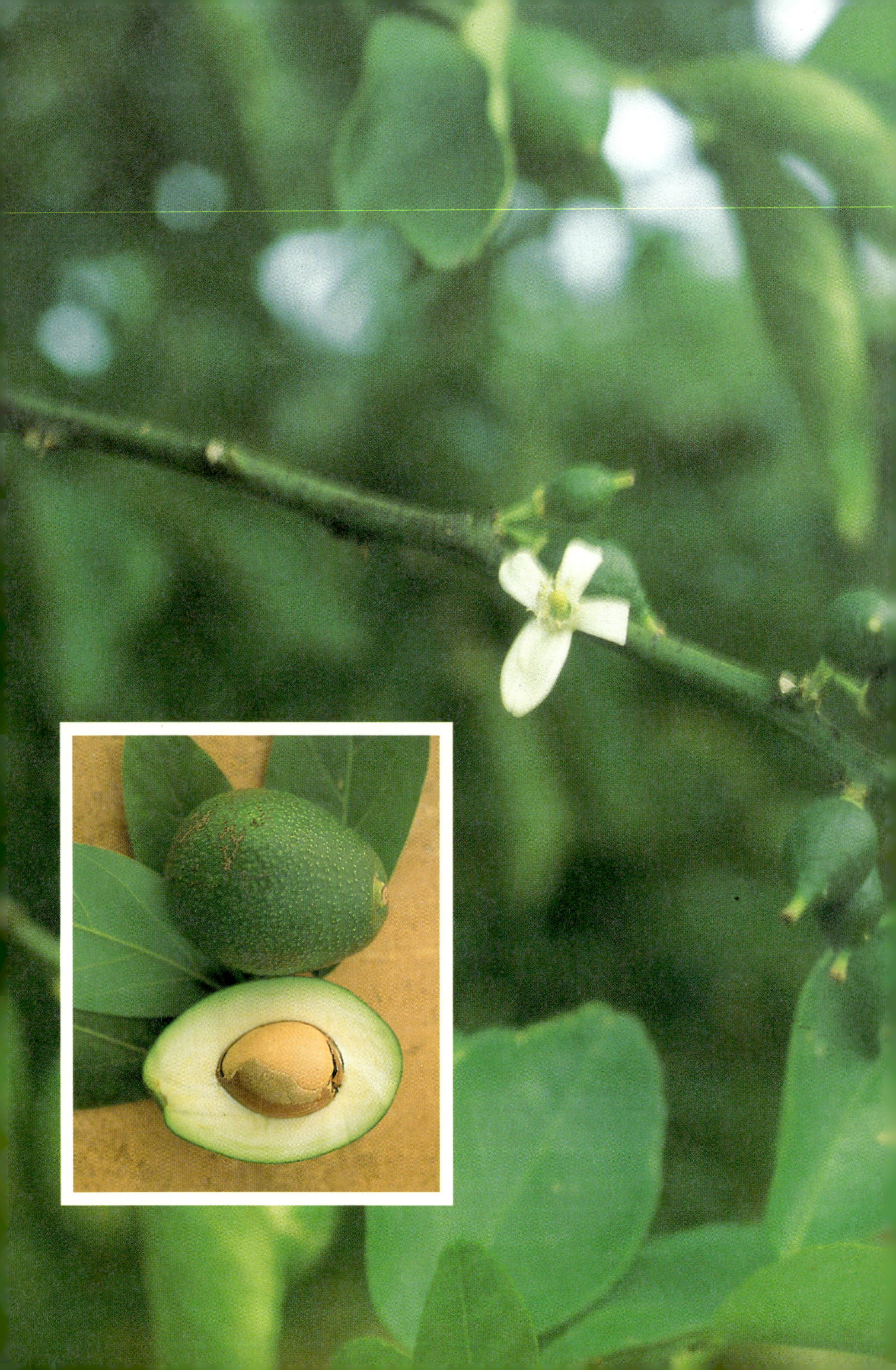

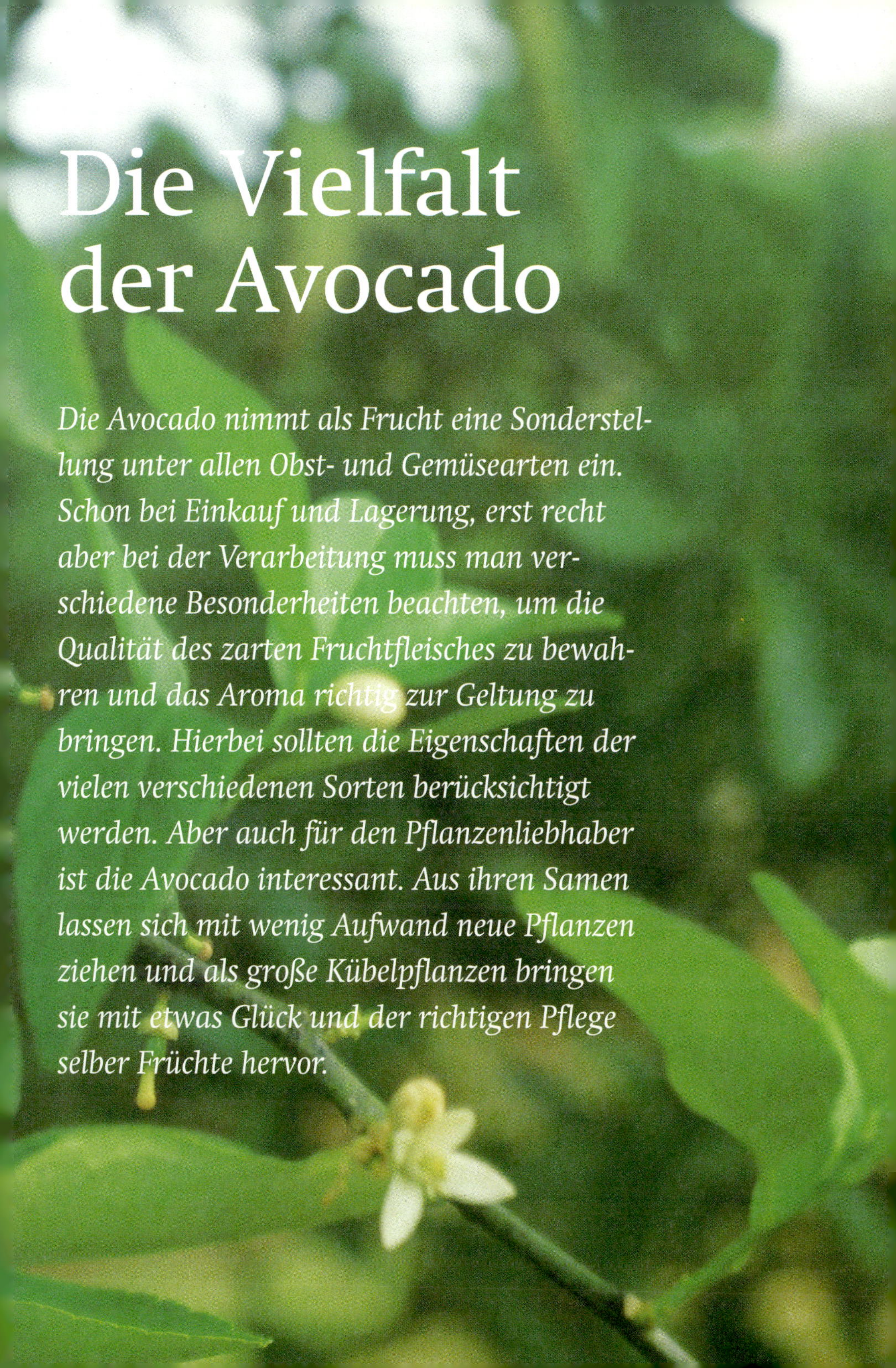

Die Vielfalt der Avocado

Die Avocado nimmt als Frucht eine Sonderstellung unter allen Obst- und Gemüsearten ein. Schon bei Einkauf und Lagerung, erst recht aber bei der Verarbeitung muss man verschiedene Besonderheiten beachten, um die Qualität des zarten Fruchtfleisches zu bewahren und das Aroma richtig zur Geltung zu bringen. Hierbei sollten die Eigenschaften der vielen verschiedenen Sorten berücksichtigt werden. Aber auch für den Pflanzenliebhaber ist die Avocado interessant. Aus ihren Samen lassen sich mit wenig Aufwand neue Pflanzen ziehen und als große Kübelpflanzen bringen sie mit etwas Glück und der richtigen Pflege selber Früchte hervor.

Wer eine Avocado in der Obst- und Gemüseabteilung eines Lebensmittelmarktes liegen sieht, weiß vielleicht nicht genau, ob es sich hierbei um eine Obst- oder eine Gemüseart handelt. Rein von der äußeren Erscheinung ist diese Entscheidung auch schwer zu treffen.

Die grünliche bis tiefpurpurne oder sogar schwarze Farbe der Schale lässt auf den Geschmack des Fruchtfleisches und seine Verwendung kaum schließen. Die meisten kennen Avocado-Rezepte pikanter Art. Deshalb wird häufig vermutet, die Avocado zähle zum Gemüse. Tatsächlich gehört die Avocado aber zu den Obstarten, auch wenn sie dabei eine gewisse Sonderstellung einnimmt.

Bei der Avocadoernte werden Früchte von Spitzenqualität einzeln abgeschnitten.

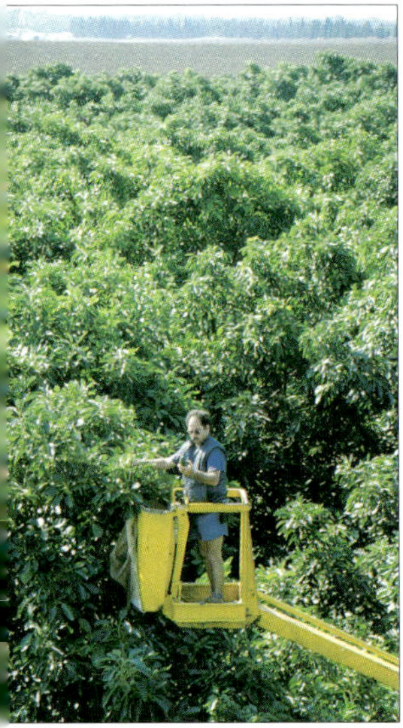

Die Besonderheiten fangen schon beim Geschmack an. Das Fruchtfleisch der Avocado schmeckt nicht – wie von Obst ja meistens erwartet – süß, sondern besitzt ein eher neutrales, im weitesten Sinne nussartiges Aroma, das sowohl zu süßen als auch pikanten Gerichten passt. Außerdem ist der hohe Fettgehalt von bis zu 30 Prozent ungewöhnlich für eine Frucht, da ja gerade Obst den Ruf als kalorienarmes und vitaminreiches Nahrungsmittel besitzt. Denn auch wenn die in der Avocado enthaltenen Öle zu den „gesunden" Fetten gehören, da sie reich an ungesättigten Fettsäuren sind, ist der Nährwert und somit der Kaloriengehalt trotzdem recht hoch.

Für eine Zugehörigkeit zum Obst spricht die Tatsache, dass Avocadofruchtfleisch meistens roh verarbeitet wird. Nur wenige Sorten eignen sich zum Erhitzen und auch dann muss man sehr vorsichtig sein, da durch Aufkochen oder zu langes Warmhalten trotzdem Bitterstoffe freigesetzt werden können.

Avocados kommen einzeln unverpackt in den Handel. Sie werden stückweise, also nicht nach Gewicht verkauft.

Eine Frucht wiegt abhängig von der Sorte durchschnittlich zwischen 250 g und 400 g. Je nach Herkunftsland gelangen die Früchte zu unterschiedlichen Zeiten auf unseren Markt. Bei der Beschreibung der einzelnen Sorten wird im Text jeweils darauf hingewiesen, wann diese im Handel erhältlich sind.

Die Avocado ist die Frucht eines 15–20 m hoch werdenden Baumes. Auf den Plantagen in den Anbaugebieten werden die Bäume aber durch Zurückschneiden bei Höhen von etwa 8 m gehalten, damit sie einfacher abzuernten und die Baumkronen besser zugänglich sind.

Früchte von Spitzenqualität werden bei der Ernte einzeln abgeschnitten. So verbleibt noch ein Stück vom Stiel an der Frucht, wodurch diese vor Schimmelbefall geschützt wird, da der Stielansatz die empfindlichste Stelle ist, an der sich Schimmel ansiedeln kann. Außerdem verläuft der Nachreifeprozess optimal, wenn der Stängelansatz an der Frucht belassen wird.

Avocados erreichen nämlich am Baum nur die sogenannte Baumreife, aber nicht die Genussreife. Diese stellt sich erst nach dem Pflücken ein.

Es werden im Handel neben den normalen Importfrüchten auch meistens Avocados aus ökologischem Anbau angeboten. Wer ganz sicher gehen will, dass die Früchte nicht chemisch behandelt wurden, sollte auf diese Angebote zurückgreifen. Avocados aus ökologischem Anbau sind in der Regel eineinhalb- bis zweimal so teuer wie Früchte aus „normalem“ Anbau.

Die birnenförmigen Früchte können je nach Sorte zwischen wenigen Zentimetern und 25 cm lang werden. Das Gewicht liegt zwischen 150 g und 1 kg, wobei Exportsorten normalerweise nicht schwerer als 400 g werden. Im Innern befindet sich ein sehr großer, nicht für

Den in Israel angebauten Avocados wurde von der Internationalen Gesellschaft für Biologische Produkte das Prädikat „biologisch rein“ verliehen, da die Pflanzen mit keinerlei Chemikalien behandelt werden. Die Schädlingsbekämpfung erfolgt ausschließlich auf biologische Weise mit Hilfe einer Fliege, die alle schädlichen Organismen vertilgt.

den Verzehr geeigneter Same, aus dem sich leicht eine neue Pflanze ziehen lässt. Der Same kann bis zu einem Viertel des Gesamtgewichtes der Frucht ausmachen. Er ist hellbraun oder beige gefärbt und von einem dunkelbraunen, dünnen Häutchen umgeben.

Die Schale kann je nach Sorte dick oder dünn, glatt, ledrig, warzig oder narbig, grün, purpurn oder schwarz gefärbt und matt oder glänzend sein. Das Fruchtfleisch ist im reifen Zustand cremefarben oder zart hellgrün gefärbt. Aufgrund des hohen Fettgehaltes ist es sehr cremig und sogar streichfähig. Die Farbe des Fruchtfleisches wird zum Kern hin heller in Richtung Cremeweiß, zur Schale hin bleibt es eher grünlich gefärbt.

Botanisch gesehen sind Avocados Beerenfrüchte, obwohl der große Same im Innern eine Zuordnung zu den Steinfrüchten vermuten lässt. Typisch für Beerenfrüchte ist eine saftig-fleischige Fruchtwand, die einen meist hartschaligen Samen umschließt. Die Früchte der meisten uns bekannten Obst- und Gemüsearten gehören zu den Beeren.

Die Avocado in der Küche

Wer noch keine Erfahrung mit der Zubereitung von Avocados hat, wird vielleicht manchmal ratlos vor dem Obstregal stehen und nicht genau wissen, wie er die richtigen Früchte auswählen und vor allem, wie er sie später lagern und zubereiten soll. Daher werden im Folgenden zunächst praktische Ratschläge für die Verwendung der Avocado in der Küche gegeben. Nur bei richtiger Lagerung, bei Verwendung von Früchten mit dem richtigen Reifegrad und mit der richtigen Vorbereitung entwickelt sich das Aroma der Avocado optimal. Dies ist die beste Voraussetzung für das Gelingen der raffiniertesten Rezepte.

Reifetest

Avocados werden gewöhnlich unreif geerntet und reifen erst während Transport und Lagerung nach. Bei den meisten Sorten kann man von der Farbe der Schale nicht auf den Reifegrad schließen. Eine Ausnahme ist die Sorte „Hass“, deren Schale sich bei Vollreife von Grün nach Schwarz verfärbt. Normalerweise sollte man sich aber auf andere Methoden verlassen, um den Reifegrad festzustellen.

Eine reife Frucht gibt auf leichten Druck etwas nach. Aber achten Sie darauf, nicht zu fest auf die Früchte zu drücken, da sich an diesen Stellen unansehnliche Verfärbungen bilden. Das Fruchtfleisch ist dann zwar noch genießbar, sieht aber weniger appetitlich aus.

Auch durch Schütteln der Frucht kann man den Reifegrad testen. Ist im Innern zu hören, wie sich der Kern etwas bewegt, ist die Frucht reif.

Ein guter Reifetest ist das Einstechen mit einem Zahnstocher an schmalen Ende der Frucht. Gleitet der Zahnstocher mühelos in das Fruchtfleisch, ist die Frucht reif für den Verzehr.

Durch Kaltpressung wird aus Avocados Öl gewonnen. Es wird für die Hautpflege eingesetzt. Avocado-Öl besitzt ein besonders gutes Spreitvermögen, d. h., es lässt sich gut verteilen und wird von der Haut gut aufgenommen. Es glättet die Haut und versorgt sie mit der notwendigen Feuchtigkeit.

Lagerung und Haltbarkeit

Je nachdem, ob man Avocados noch unreif kauft oder ob sie schon auf dem Lieferweg nachgereift sind und ihre Genussreife erlangt haben, muss man selber zu Hause für eine richtige Lagerung sorgen, damit sie entweder optimal nachreifen oder bis zur Verwendung möglichst frisch bleiben.

Grundsätzlich sollte man beim Einkauf unreife Früchte vorziehen, wenn man sie nicht unmittelbar verwerten will. Denn Avocados, die schon durch Transport und Lagerung im Geschäft nachgereift sind, können schnell Druckstellen bekommen, was man ihnen aber von außen nicht ansieht. Um also makellose Früchte zu erhalten, sollte man sie unreif kaufen und beim Transport nach

Um das Nachreifen zu beschleunigen, kann man die Avocados zusammen mit einem reifen Apfel in einer Papiertüte bei Zimmertemperatur aufbewahren. Das vom Apfel verströmte Ethylen beschleunigt den Reifeprozess. Die Avocados sind dann innerhalb von ein bis drei Tagen reif.

Avocadofruchtfleisch hat bei Zimmertemperatur das beste Aroma.

Hause und während der Lagerung schonend behandeln.Unreife Früchte reifen problemlos bei Zimmertemperatur nach. Legen Sie sie einfach in eine Obstschale oder schlagen Sie sie in Papier ein und fühlen Sie jeden Tag, ob das Fruchtfleisch schon leicht auf Druck nachgibt.

Wer nur eine halbe Avocado aufbewahren möchte, sollte den Samen in der übrig gebliebenen, ungeschälten Hälfte belassen und die Schnittfläche mit Zitronensaft einreiben. Die halbe Frucht kann dann in Frischhaltefolie eingewickelt noch ein bis zwei Tage im Kühlschrank aufbewahrt werden.

Avocados sind relativ kälteempfindlich. Die meisten Sorten vertragen Temperaturen von 5–7 °C. Vertreter des westindischen Typs sollten dagegen nicht unter 12 °C gelagert werden.

Unreife Früchte besitzen die größte Kälteempfindlichkeit. Sie sollten zwischen 8 °C und 12 °C gelagert werden. Nach der Reife vertragen sie problemlos Temperaturen um 5 °C, können also im Gemüsefach des Kühlschranks aufbewahrt werden. Für etwa eine Woche vertragen vollreife Früchte sogar Temperaturen von 0 °C. Wer also einen Kühlschrank mit einer so genannten Biofresh-Zone bzw. einem 0°-Fach besitzt, kann reife Früchte dort noch einige Tage lagern.

Bei optimaler Lagerung halten sich unreife Früchte etwa vier Wochen lang, reife Früchte ein bis zwei Wochen. Ideal ist es, wenn die relative Luftfeuchtigkeit während der Lagerung 90 Prozent beträgt.

Avocados können unter Umständen von einer Nacherntekrankheit, der so genannten Anthraknose, befallen werden. Dies ist eine Pilzinfektion, die zu scharf abgegrenzten, schwarzen Flecken auf den Früchten führt. Da sich der Pilz nicht unter 6 °C vermehren kann, wirkt eine kühle Lagerung vorbeugend gegen diese Infektion. Unreife Früchte sollten deshalb bei Temperaturen nicht über 12 °C nachreifen.

Einfrieren

Bei zu kalter Lagerung verderben Avocados. Zum Einfrieren sind sie nicht so gut geeignet, da sie dann bitter werden können. Die einzige Möglichkeit ist das Einfrieren eines vorbereiteten Pürees. Hierzu wird das Fruchtfleisch fein püriert und mit Zitronensaft vermischt. Danach füllt man es in dicht schließende Dosen und friert es ein. Das Püree sollte für die spätere Verwendung im Kühlschrank langsam aufgetaut werden. Falls sich die obere Schicht dunkel verfärbt hat, nimmt man diese ab und mischt das restliche Püree gründlich durch.

Es sollte nur Fruchtfleisch von Früchten eingefroren werden, die gerade ihre Genussreife erlangt haben. Zu weiches Fruchtfleisch eignet sich nicht zum Einfrieren.

Zubereitung

Die Früchte werden zunächst der Länge nach rundherum bis zum harten Samen in der Mitte eingeschnitten. Dann dreht man die beiden Hälften vorsichtig gegeneinander, bis sich eine vom Samen löst und sie sich leicht trennen lassen. Der in der anderen Hälfte verbleibende Kern wird dann mit einer Messerspitze herausgehoben. Das Fruchtfleisch kann nun mit einem Löffel oder Kugelausstecher von der Schale gelöst werden. Schale und Kern sind ungenießbar.

Soll das Fruchtfleisch nicht püriert oder klein geschnitten, sondern in Scheiben serviert werden, darf die Frucht nicht zu weich sein. Sie wird zuerst geschält. Hierfür verwendet man entweder ein spezielles Schälmesser oder ein scharfes, kleines Küchenmesser. Dann halbiert

Das Fruchtfleisch vieler Obstarten verfärbt sich nach dem Aufschneiden bei Kontakt mit Luftsauerstoff braun. Dieser Oxidationsvorgang lässt sich durch Beträufeln mit Zitronensaft oder Einlegen in Essigwasser verhindern oder hinauszögern und manchmal sogar rückgängig machen.

Bei der Zubereitung von Salatsaucen, Dips oder Cremes in Verbindung mit Avocados empfiehlt es sich, statt Essig lieber Zitronensaft zu verwenden. Er harmoniert besser mit dem Geschmack der Avocado und unterdrückt weniger das zarte Aroma.

man sie wie oben beschrieben und schneidet die beiden Hälften in gleichmäßig dünne Scheiben.

Je nach Reifegrad kann es auch sein, dass sich die Schale einfach umstülpen und vom Fruchtfleisch abziehen lässt. Hierfür muss man die Frucht zuerst halbieren.

Da sich Avocadofruchtfleisch an der Luft sehr schnell braun verfärbt, sollte es möglichst schnell mit Zitronensaft bestrichen werden.

Speisen, die aus Avocadofruchtfleisch zubereitet wurden, sollten immer möglichst frisch verzehrt werden, einerseits, weil die Geschmacksqualität rasch nachlässt, und andererseits, weil trotz Bestreichen mit Zitronensaft nach der weiteren Verarbeitung mit der Zeit doch eine Dunkelfärbung auftreten kann, besonders wenn die Speise nicht abgedeckt wird. Deshalb sollten im Voraus zubereitete Gerichte mit Avocados immer mit Folie abgedeckt oder aber in dicht schließenden Behältern aufbewahrt werden.

Die meisten Avocados werden nur roh verzehrt, da sich beim Kochen Bitterstoffe bilden. Es gibt Sorten („Fuerte" und „Hass"), die zur Zubereitung von warmen Gerichten geeignet sind. Sie sollten aber nur vorsichtig erwärmt und nicht aufgekocht werden. Ein längeres Warmhalten sollte auch vermieden werden, da es dadurch ebenso zur Bildung von Bitterstoffen kommen kann.

Das sahnige, leicht nussartige, aber nicht süße Aroma der Avocado harmoniert mit vielen pikanten Speisen, besonders mit allen Arten von Meeresfrüchten, Fisch oder Geflügel. Zum Garnieren oder für kleine Snacks passen schwarze Oliven sowohl geschmacklich als auch optisch gut zu Avocados. Zusammen mit Frischkäse oder Crème fraîche, abgeschmeckt mit Zitronensaft und Salz, lassen sich bekömmliche Brotaufstriche zubereiten. Fein püriert und mit Salatsauce oder Vinaigrette vermischt ergeben sich leckere Dips. Damit können beispielsweise auch Backofenkartoffeln gefüllt werden – eine Köstlichkeit, die sich sehr schnell und einfach zubereiten lässt.

Eine international bekannte Spezialität ist Guacamole, eine pikant bis scharf abgeschmeckte Creme aus Avocados, Tomaten, Peperoni und Zwiebel, die als Dip oder Brotaufstrich verwendet werden kann.

Die halbierten Früchte lassen sich gut mit feinen Salaten füllen und so als Vorspeise servieren. Oder das Fruchtfleisch wird in Scheiben oder Würfel geschnitten für Salate und warme Speisen weiterverarbeitet. Mit Fleisch oder Gemüse gefüllt eignen sich Avocadohälften auch zum Überbacken.

Zu scharf gewürzten Gerichten und geräuchertem Fisch passt die Avocado mit ihrem milden Aroma besonders gut. Sie lässt sich weiterhin zu Suppen, Vorspeisen und auch süßen Desserts verarbeiten. Fein püriert kann sie sogar zu Milchshakes oder Saftcocktails verarbeitet werden. Und nicht zuletzt eignet sich die Avocado als milde, nährstoffreiche und leicht verdauliche Kindernahrung.

Wenn man häufig Avocados verarbeitet, ist eines der wichtigsten Küchengeräte ein Pürierstab oder ein Mixer mit Pürieraufsatz, da das cremige Fruchtfleisch häufig in pürierter Form weiterverwendet wird. Außerdem erhält man durch gründliches Pürieren eine besonders cremige Konsistenz, die man z. B. durch das einfache Zerdrücken mit einer Gabel nicht erreicht.

Die Sortenvielfalt der Avocado

Da die Kultivierung der Avocado auf eine derart lange Tradition zurückblicken kann, gibt es heute über 400 verschiedene Sorten, die natürlich längst nicht alle bei uns auf den Markt kommen. Es gibt Exemplare mit über 1 kg Gewicht. Exportsorten wiegen aber in der Regel nicht mehr als 400 g.

Alle etwa 400 bekannten Avocado-Sorten werden in drei Kategorien eingeteilt:

Der mexikanische Hochlandtyp

Die Pflanze zeichnet sich durch Blätter mit zartem Anisgeruch aus. Die Blüten sind behaart. Die kleinen bis mittelgroßen, dünnschaligen Früchte hängen an dünnen Stielen und haben ein intensives Aroma. Sie besitzen den höchsten Fettgehalt. Die Pflanze ist relativ kälteresistent, verträgt sogar Temperaturen unter dem Gefrierpunkt (bis –3 °C) und ist daher auch für den Anbau in subtropischen Gebieten wie z. B. dem Mittelmeerraum geeignet.

Der Guatemala-Typ

Die Blätter der Pflanze sind geruchlos. Die Blüten sind nicht behaart. Die mittelgroßen Früchte besitzen eine dicke, raue, warzige oder narbige Schale und einen relativ kleinen Samen, der ziemlich fest im Fruchtfleisch sitzt. Die Früchte reifen recht langsam heran. Die Pflanzen benötigen zum Gedeihen ein halbtropisches Klima.

Der westindische Tieflandtyp (auch Antillen-Typ)

Die Blätter der Pflanze sind geruchlos. Die großen Früchte besitzen eine glatte, dünne, aber zähe Schale und den geringsten Fettgehalt. Der Same ist relativ groß. Aufgrund ihrer Herkunft vertragen die Pflanzen einen hohen Salzgehalt im Boden. Sie sind allerdings am wenigsten kälteverträglich und gedeihen am besten in feuchtem Klima.

Am häufigsten werden die Sorten „Hass“, „Fuerte“, „Ettinger“, „Zutano“, und „Nabal“ exportiert.

Außerdem gibt es noch zahlreiche Hybriden aus den verschiedenen Typen, zu denen Sorten von großer wirtschaftlicher Bedeutung zählen. Im Folgenden werden die bei uns auf dem Markt erhältlichen Avocado-Sorten im

Einzelnen aufgeführt und beschrieben. Die Sorten mit dem größten Exportvolumen sind „Hass“, „Fuerte“, „Ettinger“, „Zutano“ und „Nabal“.

„Anaheim“

Die Sorte gehört zum Guatemala-Typ. Die großen, ovalen Früchte besitzen ein durchschnittliches Aroma. Der kleine, aufrecht wachsende Baum liefert gute Erträge. Saison Juni bis August.

„Bacon“

Die Sorte zählt zum mexikanischen Hochlandtyp. Auf der Suche nach einer kälteresistenten Sorte säte ein gewisser James Bacon in Kalifornien eine Reihe von Samen aus, zog die Sämlinge groß und brachte sie zum Fruch-

Probieren Sie ruhig einmal verschiedene Avocado-Sorten aus und vergleichen Sie das Aroma und die Konsistenz des Fruchtfleisches!

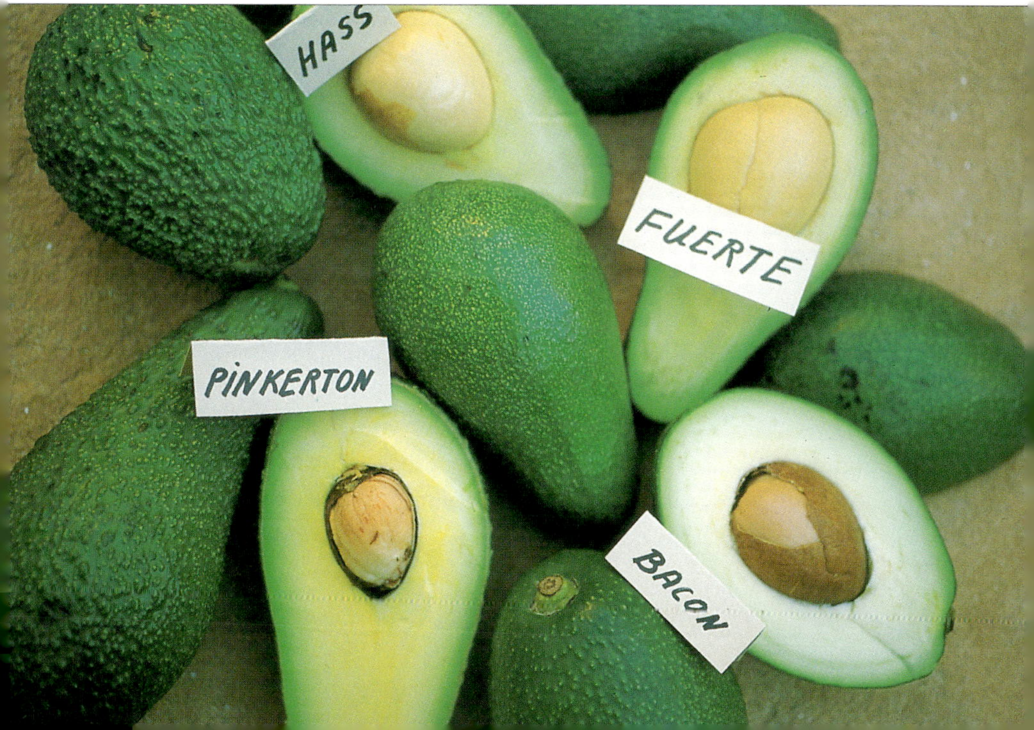

ten. Einer dieser Bäume zeigte eine außergewöhnliche Kälteunempfindlichkeit. Die neue Sorte erhielt den Namen „Bacon“ und gelangte in den späten 1920er Jahren in den Handel.

Die mittelgroßen Früchte besitzen eine glatte, dünne, dunkelgrüne Schale, die gelblich gesprenkelt sein kann. Das Fruchtfleisch ist gelblich grün gefärbt. Die Pflanzen sind nicht so frostempfindlich und beginnen schon recht früh zu tragen. Allerdings ist der Fruchtstiel die empfindlichste Stelle. Nach einem Kälteeinbruch müssen die Früchte sofort geerntet werden. Sie werden im Mittelmeerraum angebaut und hauptsächlich aus Spanien importiert. Saison Oktober bis März.

„Benik“

Diese Sorte gehört zu den wenigen, bei denen sich die Schale mit zunehmender Reife dunkel verfärbt. Sie wird aus Israel importiert und gelangt nur in geringen Mengen im Januar und Februar auf den Markt.

„Edranol“

Diese Sorte gehört zu dem Guatemala-Typ. Hauptexportland ist Südafrika. Das Fruchtfleisch besitzt ein sehr gutes Aroma. Saison Juni bis Oktober.

Das Fruchtfleisch der Sorte „Ettinger“ zeichnet sich durch einen sehr geringen Fettgehalt aus. Andere fettarme Sorten sind „Pollock“, „Nabal“ und „Zutano“.

„Ettinger“

Die Sorte reift früh heran, die Erntezeit ist aber nur kurz. Die großen Früchte sind oval birnenförmig und besitzen eine glatte, kräftig grüne, glänzende Schale. Sie werden bis zu 300 g schwer. Das Fruchtfleisch hat einen geringen Fettgehalt (etwa 9 Prozent) und ein ausgezeichnetes, zartes Aroma. Die Sorte wird hauptsächlich aus Israel importiert. Saison September bis Dezember.

„Fuerte“

Diese Sorte wurde erstmalig im Jahre 1911 in Mexiko in einem Garten aus einem Sämling gezogen. Sie ist eine Hybride aus dem mexikanischen und dem Guatemala-Typ. „Fuerte“ ist die beliebteste und am häufigsten angebaute Avocado-Sorte. Sie bestimmte lange Zeit den Avocado-Anbau in Kalifornien.

„Fuerte“ gehört zu den beliebtesten Sorten und hat ein ausgezeichnetes Aroma.

Die birnenförmigen Früchte besitzen eine dünne, glatte bis leicht genarbte Schale von dunkelgrüner Farbe mit hellen Sprenkeln. Das Fruchtgewicht beträgt 250–420 g. Der Ölgehalt liegt bei 18–26 Prozent. Das Fruchtfleisch besitzt ein ausgezeichnetes Aroma und eignet sich zum Erhitzen. Es lässt sich auch gut in Scheiben schneiden oder zu Kugeln ausstechen. Die großen Bäume mit ausladenden Zweigen sind nicht ganz so frostempfindlich wie die Sorte „Hass“. Da die Blüten aber recht früh erscheinen, sind diese frostgefährdet. „Fuerte“ wird sehr häufig exportiert. Sie ist in Kenia die am häufigsten angebaute Avocado-Sorte. Weitere Anbauländer sind Israel, Kalifornien, Florida, Martinique, Brasilien, Mexiko, Spanien u.a. Saison ganzjährig.

„Gwen“

Die Früchte besitzen eine warzige, etwas raue Schale von mittlerer Dicke. Das intensive Aroma ist nussartig. Die Sorte wird u. a. in Kalifornien angebaut. Saison April bis Oktober.

„Hass“

Das Fruchtfleisch der Sorten „Hass“ und „Fuerte“ eignet sich auch zum Erhitzen.

Diese Sorte gilt als eine der besten und wird auch sehr häufig exportiert. Sie gehört zum Guatemala-Typ. Sie entstand erstmalig in den frühen 1920er Jahren aus einem zufällig durch Aussaat entstandenen Sämling im Garten von Rudolf Hass, einem ehemaligen deutschen Briefträger, der nach Kalifornien ausgewandert war. Vermutlich war die alte Sorte „Lyon“ der genetische Vorfahr von „Hass“. 1935 wurde sie zum Patent angemeldet.

Die mittelgroßen, ovalen bis birnenförmigen Früchte besitzen eine sehr warzige Schale, die zunächst grün ist und sich bei Reife schwarz verfärbt. Die Früchte wiegen zwischen 200 und 250 g. Das cremige Fruchtfleisch besitzt eine gelbliche Farbe und ein ausgezeichnetes, nussartiges Aroma. Es lässt sich gut pürieren und eignet sich auch zum Erhitzen.

Die mittelgroßen Bäume mit mäßig ausladenden Zweigen sind äußerst frostempfindlich. Anbauländer sind Israel, Zypern, Kalifornien, Australien, Neuseeland u.a. Saison ganzjährig.

„Hayes“

Diese Sorte wurde auf Hawaii aus „Hass“ gezüchtet. Die Früchte sind aber etwas größer.

„Hopkins“

Die Sorte gehört zum Guatemala-Typ. Die großen Früchte besitzen eine dicke Schale. Sie wurde in Neuseeland gezüchtet und dort wird diese Avocado auch hauptsächlich angebaut.

„Jim“

Aus der Sorte „Bacon“ entwickelte der Namensgeber noch eine weitere Variante, die den Namen „Jim“ erhielt. Sie gehört somit auch zum mexikanischen Hochlandtyp. Der kräftige, halbhohe Baum scheint ebenso kälteunempfindlich zu sein wie „Bacon“ und liefert hohe Erträge.

Die Früchte sind birnenförmig und am Stielende länglich ausgezogen. Die Schale ist grün und von mittlerer Dicke. Der mittelgroße Same ist fest im Fruchtfleisch eingebettet. Der Fettgehalt des Fruchtfleischs beträgt mindestens 14 Prozent. Durch das länglich ausgezogene Ende der Frucht lässt sie sich nicht so gut verpacken wie andere Sorten, wodurch der Exportversand manchmal ein Problem ist. Der Anbau erfolgt hauptsächlich in Kalifornien. Saison ab November.

Avocadopflanzen lassen sich auch bei uns als Kübelpflanzen kultivieren. Mehr darüber erfahren Sie auf S. 60.

„Lula“

Diese Sorte ähnelt „Fuerte“ und gehört zum Guatemala-Typ. Die Bäume bringen sehr hohe Erträge an birnenförmigen Früchten. Die Schale ist warzig. Das cremige Fruchtfleisch besitzt ein süßliches Aroma. Sie gilt als die beste Sorte in Texas und der Karibik. Saison August bis März.

„Nabal“

Die Sorte zählt zum Guatemala-Typ. Die großen, rundlichen Früchte besitzen eine dicke, glatte, hellgrüne Schale. Das Fruchtfleisch hat einen guten Geschmack und einen geringen Fettgehalt. Die Pflanzen neigen dazu, nur alle zwei Jahre Früchte zu tragen. Die Sorte besitzt in Kalifornien große wirtschaftliche Bedeutung, wird aber für den Export auch in Israel angebaut. Saison Januar bis April.

„Pinkerton"

Diese Sorte entstand auf der Plantage von John Pinkerton in Ventura (USA). Im Jahr 1975 wurde sie patentiert. Sie gehört zum Guatemala-Typ. Vermutlich ist die Sorte eine Kreuzung aus „Hass" und „Rincon", wobei die Kälteverträglichkeit mit der von „Hass" zu vergleichen ist. Die Bäume bringen sehr große Erträge hervor.

Die Früchte haben eine schlanke Form. Die grüne, lederartige Schale ist warzig bis rau und von mittlerer Dicke. Das intensive Aroma ist nussartig und der Fettgehalt ist hoch. Die Früchte sind lange haltbar. Diese noch etwas neuere Sorte wird aus Israel importiert. Saison November bis März, bei uns häufig erst ab Februar.

„Pollock"

Mit einem Fettgehalt von nur 5 % eignet sich „Pollock" besonders gut für Mneschen, die auf eine fettarme Ernährung achten müssen

Die Sorte zählt zum Guatemala-Typ. Die sehr großen Früchte sind birnenförmig. Das Fruchtfleisch hat ein ausgezeichnetes Aroma und einen ungewöhnlich niedrigen Fettgehalt (nur 5 Prozent). Die robusten, mittelgroßen Bäume liefern nur geringe Erträge. Hauptanbaugebiet ist Florida. Saison Juli bis Oktober.

„Puebla"

Die Sorte zählt zum mexikanischen Hochlandtyp. Die rundlichen Früchte besitzen eine dünne, glatte, dunkel purpurfarbene Schale. Sie werden hauptsächlich aus Kalifornien importiert.

„Reed“

Die Sorte zählt zum Guatemala-Typ. Sie scheint eine Hybride aus „Nabal“ und „Anaheim“ zu sein und hat von beiden Sorten die guten Eigenschaften, aber keine der schlechten geerbt. Sie entwickelte sich aus einem zufällig entstandenen Sämling im Jahr 1948 in Kalifornien.

Die rundlichen bis eiförmigen Früchte sind mittelgroß und haben eine dicke, grüne Schale. Sie wiegen zwischen 200 und 350 g. Das gelbe Fruchtfleisch besitzt ein volles, mildes Aroma. Die mittelgroßen, schlanken Bäume haben einen aufrechten Wuchs und tragen schon recht früh. Sie werden in Kalifornien und im Mittelmeerraum kultiviert. Wichtiges Exportland ist Israel. Saison April bis September.

„Ryan“

Diese Sorte mit rauschaligen Früchten wird gelegentlich aus Südafrika bei uns importiert. Saison September bis Dezember.

„Santana“

Die Sorte entstand um 1960 in Kalifornien. Der erste Baum wurde aus einem Samen der Sorte „Zutano“ gezogen. Etwa zehn Jahre später wurde die Avocado-Industrie auf die neue Sorte mit früher Ernte und ausgezeichneten Erträgen aufmerksam. 1975 wurde sie patentiert. Der hohe, aufrechte Wuchs des Baumes und das Aussehen der Früchte erinnern an die Eigenschaften von „Zutano”. Die Früchte sind allerdings etwas größer und rundlicher und die Schale ist dicker. Die meisten bei uns erhältlichen Früchte dieser Sorte stammen aus Martinique. Saison November bis März.

„Tonnage“

Ein wichtiges Exportland der Sorte „Tonnage“ ist Martinique.

Die Sorte zählt zum Guatemala-Typ. Die mittelgroßen, birnenförmigen Früchte haben ein sehr gutes Aroma. Der mittelgroße Baum mit aufrechtem Wuchs bringt sehr gute Erträge hervor. Saison September bis November.

„Wurtz“

Sie gehört zu den neueren Sorten vom Guatemala-Typ. Die kleinen, schlanken, birnenförmigen Früchte besitzen eine grüne Schale. Das Fruchtfleisch ist hellgelb und enthält einen großen, spitz zulaufenden Samen. Das Aroma ist vergleichbar mit dem der Sorte „Hass“. Die Pflanzen werden nur weniger als halb so groß wie die meisten anderen Avocado-Sorten. Deshalb eignen sie sich besonders gut für die Verwendung als Kübelpflanzen. Manchmal werden sie unter der Bezeichnung „Zwerg-Avocado“ angeboten. Die Früchte werden hauptsächlich aus Israel importiert. Saison März bis Juni.

„Zutano“

Diese Sorte zählt zum mexikanischen Hochlandtyp. Die großen, birnenförmigen Früchte besitzen eine dünne, hellgrüne Schale. Das Fruchtfleisch hat zwar ein gutes Aroma, kann aber manchmal faserig sein und hat nur einen relativ geringen Fettgehalt. Vollreife Früchte neigen dazu, an den Enden aufzureißen. Die großen, aufrecht wachsenden Bäume bringen gute Erträge hervor. Die Früchte werden hauptsächlich aus Kalifornien importiert. Saison Dezember bis Januar.

Cocktail-Avocados

Die samenlosen Cocktail-Avocados haben ein sehr mildes Aroma.

Eine Besonderheit stellen die Cocktail-Avocados dar. Bisher sind sie hauptsächlich in Frankreich im Handel. Sie enthalten keinen Samen, da sie ohne vorherige Befruchtung der Blüten entstehen. Sie sind in der Form eher länglich oder gurkenförmig und haben ein mildes Aroma.

Cocktail-Avocados entstehen, wenn nicht die optimalen Bedingungen für eine Befruchtung herrschen, sei es aufgrund von zu niedrigen oder zu hohen Temperaturen oder aus Mangel an bestäubenden Insekten. Besonders bei der Sorte „Fuerte“ kommt es vor, dass sich dann diese kleinen, fingerlangen, samenlosen Früchte bilden.

Der Avocadobaum als Nutz- und Zierpflanze

Leider lassen es unsere hiesigen klimatischen Verhältnisse nicht zu, Avocadobäume im Freiland zu kultivieren und dadurch diese außergewöhnlichen Früchte in großen oder sogar kommerziell verwertbaren Mengen ernten zu können. Selbst in Gegenden mit sehr mildem Klima wie z. B. in der Rheinebene könnten die Bäume auf Dauer im Freiland nicht gedeihen, da sie schon durch wenige Minusgrade so geschädigt werden, dass sie verkümmern oder sogar absterben würden.

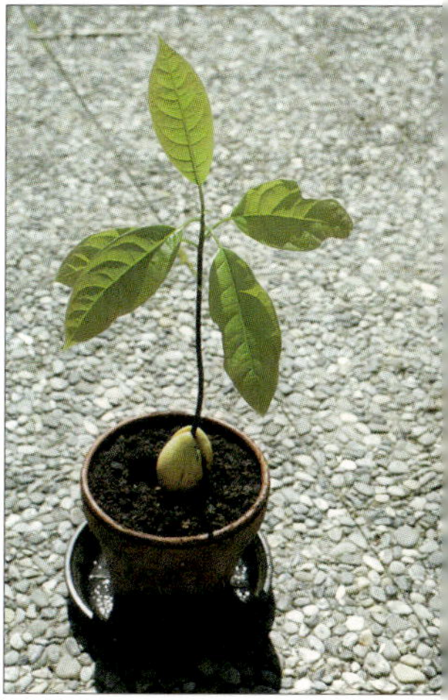

Junge Avocadopflanze

Die einzige Möglichkeit, Avocadobäume bei uns zum Blühen und Fruchten zu bringen, ist die Pflege als Kübelpflanze mit entsprechendem Winterschutz. Sie sind nur in Spezialgärtnereien erhältlich. Einige Bezugsquellen sind am Ende des Kapitels angegeben.

Avocadosamen keimen fast immer und die Pflanzen wachsen sehr rasch – ein dankbares Objekt für Hobbygärtner.

Wer Spaß daran hat, Pflanzen selber aus Samen zu ziehen, kommt bei der Avocado voll auf seine Kosten. Die großen Samen können fast immer problemlos zum Keimen gebracht werden und die schnell wachsenden Pflanzen können nach einem Jahr leicht eine Höhe von einem Meter erreichen. Somit sorgt die Anzucht von Avocadopflanzen aus Samen fast immer für ein Erfolgserlebnis beim Hobby-Gärtner.

Botanische Merkmale

Die Avocado (*Persea americana*) gehört zur Familie der Lorbeergewächse. Besonders im Gartenfachhandel begegnet man manchmal noch dem alten Namen *Persea gratissima*. Auch der Artname *Persea leiogyna* ist ein altes Synonym.

Zu den Lorbeergewächsen gehören auch Arten wie Kampfer, Zimt, Lorbeer oder Sassafras, denen allen eine wichtige Bedeutung bei der Gewinnung von Gewürzen zukommt.

Der Avocadobaum hat einen aufrechten Wuchs oder eine eher kugelige Krone, wobei die Äste nie zu ausladend sind. Die Höhe beträgt durchschnittlich 8–10 m. Normalerweise sind die Bäume immergrün. Nach einer sehr kräftigen Blüte kann es allerdings vorkommen, dass ein großer Teil der Blätter abgeworfen wird.

Die Blätter sind länglich und von elliptischer Form. Sie erreichen eine Länge von 15–18 cm. Auf der Oberseite

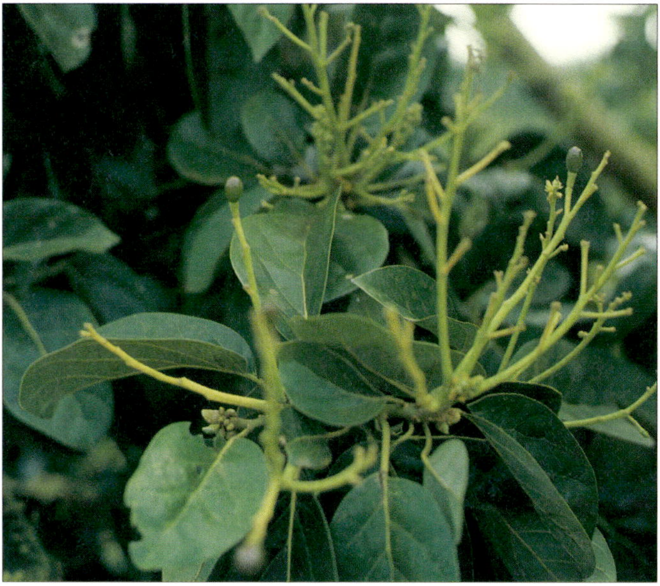

Die charakteristische Blattform des Avocadobaums.

sind sie glänzend grün gefärbt, die Unterseite ist mit einem weißlichen Belag überzogen.

Die Blüten erreichen etwas mehr als 1 cm im Durchmesser und sind relativ unscheinbar grünlich gefärbt. Sie werden in endständigen Gruppen gebildet.

Die Blüten der Avocado sind zwar zwittrig, d. h., sie besitzen sowohl Staubgefäße (männlich) als auch einen Griffel mit Narbe (weiblich). Die beiden Organe sind aber nicht gleichzeitig befruchtungsfähig.

Jede Blüte, die sich erstmalig öffnet, ist zunächst weiblich, d. h., die Narbe ist bereit, Pollen von anderen Blüten aufzunehmen und die Eizelle damit zu befruchten. Dieses weibliche Stadium hält nur für eine Zeit von etwa zwei bis drei Stunden an. Dann schließt sich die Blüte und bleibt bis zum nächsten Tag geschlossen. Am nächsten Tag öffnet sie sich erneut. Jetzt ist die Narbe nicht mehr aufnahmebereit, dafür produzieren die Staubgefäße befruchtungsfähige Pollen. Hat mithilfe von Bienen oder anderen Insekten eine erfolgreiche Befruchtung stattgefunden, wächst die Frucht heran.

Bei den Avocados unterscheidet man zwei Typen von Blüten. Beim Typ A öffnet sich die Blüte am Morgen des ersten Tages im weiblichen und am Nachmittag des zweiten Tages im männlichen Stadium. Beim Typ B öffnet sich die Blüte am ersten Tag (weiblich) nachmittags und am zweiten Tag (männlich) morgens. Sind ausreichend Blüten der beiden Typen vorhanden, dann sind immer genügend im richtigen Zustand geöffnet, um eine erfolgreiche Befruchtung zu gewährleisten. Deshalb werden im kommerziellen Anbau auch meistens Sorten verschiedener Typ-Zugehörigkeit zusammen in Plantagen gepflanzt.

Häufig setzt aus einer großen Zahl von Blüten nur eine einzige eine Frucht an. Bei manchen Sorten mit reichlichem Fruchtansatz empfiehlt es sich allerdings auch, die noch winzigen Früchte am Baum auszudünnen, um eine reiche Ernte mit großen und qualitativ hochwertigen Früchten zu erhalten und ein Abbrechen der Früchte unter der schweren Last zu vermeiden.

Unter den richtigen Bedingungen kann ein Avocadobaum große Erträge hervorbringen. Es gibt aber Sorten, die dazu neigen, nur alle zwei Jahre Früchte zu tragen.

Je größer der Same ist, umso kräftiger wird die daraus entstehende Pflanze, da ein großer Same dem Pflänzchen mehr Nährstoffe mitgeben kann als ein kleiner.

Anzucht und Pflege einer Avocadopflanze

Für die Aussaat verwendet man einfach die riesigen Samen aus den im Handel angebotenen Früchten. Die Sorte spielt dabei keine Rolle. Um eine möglichst schnelle Keimung zu erreichen, sollte der Same aus einer vollreifen Frucht stammen.

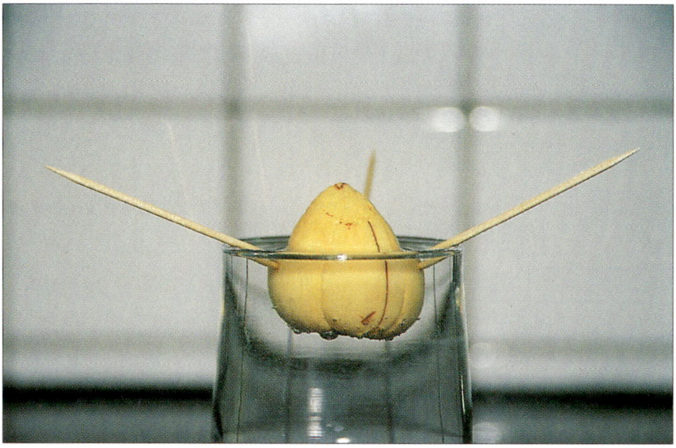

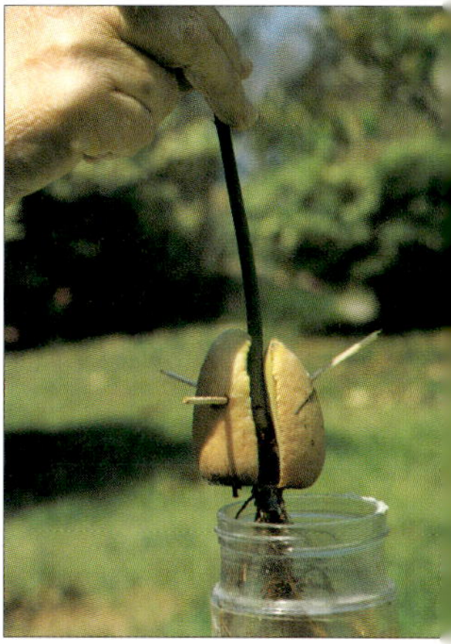

Man spießt einfach drei Zahnstocher in die Mitte des Samens hinein und setzt ihn mit der Spitze nach oben auf ein mit Wasser gefülltes Glas Die untere Hälfte des Samens muss sich im Wasser befinden. Meist keimt er schon nach 2–6 Wochen.

Wenn die Frucht in der Küche verwertet wird, entfernt man den Samen und legt ihn zunächst für mehrere Stunden in warmes Wasser. Durch das Wässern lässt sich die braune Haut einfach abziehen, wodurch die Keimung etwas erleichtert wird. Gelegentlich bleibt auch die braune Haut am Fruchtfleisch hängen, wenn man den Samen entfernt, sodass dieser dann nicht mehr gewässert werden muss.

Bei manchen Samen kann man schon am unteren und vielleicht auch am oberen Ende einen Spalt erkennen. In solchen Fällen ist nach relativ kurzer Zeit mit einer Keimung zu rechnen. Samen, die noch keine Anzeichen einer Spaltung zeigen, brauchen dagegen etwas länger zum Keimen.

Nachdem man die Haut entfernt hat, spießt man drei Zahnstocher vorsichtig etwa in der mittleren Ebene in den Samen hinein, so dass sie als Stütze fungieren können. Mit ihrer Hilfe wird der Same mit der Spitze nach oben auf ein mit Wasser gefülltes Glas gesetzt, so dass sich die untere Hälfte im Wasser befindet.

Abhängig davon, wie reif die Frucht war, dauert es zwei bis sechs Wochen, bis die Keimung einsetzt. Erstes Anzeichen dafür ist das Spalten des Samens. Am unteren Ende bilden sich dann die ersten Wurzeln. Meistens entwickelt sich zunächst eine Hauptwurzel, die sich erst später zu verzweigen beginnt. Die Hauptwurzel kann durchaus gleich 2–3 mm Durchmesser besitzen.

Sobald sich Wurzeln gebildet haben, dunkelt man das Gefäß mit schwarzer Pappe oder Alufolie ab. Nach einiger Zeit beginnt sich nun auch die Spitze des Samens zu spalten und der erste kräftige Trieb mit winzigen Blattanlagen schiebt sich heraus. Er ist ungefähr so dick wie die Hauptwurzel oder sogar etwas kräftiger. Man kann dem Sämling regelrecht beim Wachsen zusehen. Jeden Tag hat er sich einige Millimeter weiter nach oben geschoben, wobei sich auch allmählich die Blätter richtig entwickeln. Sie sind zu Beginn weinrot oder braunrot gefärbt und bekommen erst mit zunehmendem Alter innerhalb von einigen Wochen ihre endgültige schöne, kräftig grüne Farbe.

Avocadopflanzen sind auch für Hydrokultur oder wasserspeicherndes Pflanzgranulat als Substrat geeignet.

Das Pflänzchen kann noch so lange in dem Glas belassen werden, bis sich ein kräftiges Wurzelsystem gebildet hat, das fast das ganze Gefäß ausfüllt. Denn der Same hat für die ersten Monate genügend Nährstoffe gespeichert, sodass die Pflanze erst einmal ohne Substrat auskommt. Dann setzt man die Pflanze in einen ausreichend großen Topf mit Blumenerde um. Hierbei ist jedoch darauf zu achten, dass die Wurzeln nicht beschädigt oder abgeknickt werden.

Alternativ kann der Same auch sofort in Erde anstatt in Wasser gesetzt werden. Allerdings lässt sich dann schlechter kontrollieren, ob eine Bewurzelung und somit eine Keimung stattgefunden hat, da sich der Spross erst nach den Wurzeln bildet. Während des Wachstums der Pflanze drücken sich die beiden Hälften des Samens immer weiter auseinander, bleiben aber fest mit dem Wurzelwerk und dem Trieb verbunden. Deshalb versuchen Sie nicht, die Samenhälften zu entfernen, um die Pflanze nicht zu beschädigen. Außerdem liefern sie ja noch wertvolle Nährstoffe.

Die Pflanzen sollten immer an einem sonnigen Fenster stehen, da ihr Lichtbedarf sehr hoch ist. Damit das Wachstum nicht einseitig erfolgt, d. h. die Blätter nicht aufgrund des Lichteinfalls in eine Richtung wachsen oder nur auf einer Seite gedeihen, sollte die Pflanze jeden Tag um etwa 90° gedreht werden. Im Sommer können Avocadopflanzen draußen an einen sonnigen Standort gestellt werden.

Avocado-Pflanzen machen gerne „Sommerurlaub" auf dem Balkon. Sie brauchen viel Wasser und sollten im Frühjahr und Sommer alle 2–4 Wochen gedüngt werden.

Avocados haben einen großen Wasserbedarf. Sie müssen immer gut feucht gehalten werden. Bei Wassermangel lassen sie schnell ihre Blätter hängen. Sobald sie dann gegossen werden, richten sich die Blätter wieder auf. Bei zu langer Trockenheit sterben sie allerdings ab. Bei warmem Sommerwetter kann es sein, dass sie täglich ein- bis zweimal gewässert werden müssen.

Sobald der Erdballen vollständig durchwurzelt ist, muss die Pflanze in einen größeren Topf umgesetzt werden. Das kann zu Beginn des Wachstums alle paar Monate notwendig sein, denn Avocado-Pflanzen wachsen sehr rasch. Deshalb muss man immer darauf achten, dass noch genug Substrat vorhanden ist, um ausreichend Wasser speichern zu können und die Pflanze mit Nährstoffen zu versorgen. In den Frühjahrs- und Sommermonaten, wenn das Wachstum besonders stark ist, sollten Avocado-Pflanzen alle zwei bis vier Wochen mit einem Volldünger gedüngt werden.

Die Sorte „Wurtz" wird häufig als Zwergform in Kübeln kultiviert.

Ein gut durchlässiger Boden ist für Avocadopflanzen sehr wichtig. Staunässe bewirkt Sauerstoffmangel an den Wurzeln und kann zu Wurzelfäule führen, die ein Absterben der Pflanze verursachen kann. Erste Symptome sind zu klein gebliebene, gelbe, welke Blätter.

Gerade jüngere Avocadopflanzen neigen dazu, sehr stark in die Höhe zu schießen, insbesondere wenn sie nicht ausreichend Helligkeit bekommen. Um einen buschigen, kräftigen Wuchs zu fördern, sollte man daher den Haupttrieb der Jungpflanzen nach dem dritten oder vierten Blatt abknipsen. Dann verzweigen sich die Pflanzen stärker und bilden mehr Blätter. Dieses Einkürzen der Haupttriebe kann regelmäßig vorgenommen werden, um eine dichtere, verzweigte Wuchsform zu erreichen.

Aus Samen gezogene Bäume bringen leider häufig keine Früchte hervor, das heißt aber nicht, dass es unmöglich ist. Viele der in jüngerer Zeit neu entdeckten oder entwickelten Sorten beispielsweise waren Zufallsprodukte und entstanden aus den Samen anderer Sorten, die gezielt oder aus Versehen ausgesät wurden.

Bei optimaler Pflege mit guter Nährstoffversorgung, ausreichender Helligkeit und der richtigen Temperatur kann sich auch ein Sämling durchaus zu einem kräftigen Bäumchen entwickeln. Allerdings können hierbei zehn Jahre oder mehr vergehen, bis mit Blüten und Früchten zu rechnen ist. Eine größere Chance auf eine eigene Ernte besteht, wenn man Kübelpflanzen kauft, die veredelt wurden und schon in einem Alter und Wachstumsgrad sind, in dem man mit einer Blüte und einem Fruchtansatz rechnen kann. Normalerweise rechnet man in einem Alter von fünf bis sechs Jahren mit der ersten Blüte. Ab dem siebten Jahr ist ein Fruchtansatz möglich.

Die Pflege von Avocadobäumen als Kübelpflanzen

Avocadobäume gehören zwar nicht zu den üblichen und weit verbreiteten Kübelpflanzen, sind aber über den Spezialhandel zu beziehen.

Bei ihnen handelt es sich um veredelte Bäume mit einem kräftigen, verholzten Stamm. Veredelte Avocadopflanzen sind nur als Kübelware erhältlich. (Einige Bezugsquellen sind hinten im Buch aufgeführt.) Bei ihnen kann man bei richtiger Pflege mit einer Blüte und einem Fruchtansatz rechnen. Die Pflanzen brauchen volle Sonne. Der Boden sollte gut durchlässig und nährstoffreich sein. Avocadobäume bevorzugen leicht saure, humusreiche Böden.

Im Sommer wird monatlich mit einem Flüssig-Volldünger gedüngt. Der Erdballen darf nie vollständig austrocknen. Alle sechs bis acht Wochen empfiehlt sich eine gründliche Wässerung, um eventuell in der Erde angereicherte Salze herauszuschwemmen. Danach muss aber das überschüssige Wasser gut ablaufen können, damit keine Staunässe entsteht.

Avocado-Bäume mögen einen sonnigen Standort, am besten im Freien, und Sommertemperaturen von 25–30 °C. Siebrauchen viel Wasser und hohe Luftfeuchtigkleit – am besten regelmäßig mit weichem Wasser besprühen.

Die Pflanze verträgt im Sommer einen sonnigen Standort im Freien. Die Temperaturen sollten im Sommer 25–30 °C betragen, wenn mit einer Blüte gerechnet werden soll. In rauen Klimazonen empfiehlt sich daher eventuell auch im Sommer ein sonniger Standort im Wintergarten oder Gewächshaus.

Wer keine Möglichkeit hat, die Pflanze nach draußen zu stellen, sollte ihr einen Platz an einem sonnigen Fenster geben. Je mehr Sonne sie erhält, desto kompakter wird ihr Wuchs und umso größer ist die Chance für eine Blüte. Avocado-Bäume sind sehr durstig: Je nach Temperatur und Sonneneinstrahlung muss alle ein bis zwei Tage, bei großer Hitze vielleicht sogar abends und morgens gegossen werden.

Die Pflanze sollte regelmäßig mit weichem Wasser besprüht werden. Die dadurch erhöhte Luftfeuchtigkeit kommt ihr zugute.

Überwintern lässt man die Avocado-Bäume im Haus, Wintergarten oder beheizbaren Gewächshaus an einem hellen Standort bei 13–18 °C.

Sobald die Außentemperatur nachts unter 5 °C absinkt, sollten die kälteempfindlichen Pflanzen ins Haus, in den Wintergarten oder in ein beheizbares Gewächshaus gestellt werden. Am besten werden sie bei 13–18 °C an einem hellen Standort überwintert. Da sie als immergrüner Baum auch im Winter ihre Blätter nicht abwerfen, ist unbedingt für ausreichende Helligkeit zu sorgen. Gedüngt werden die Pflanzen im Winter nicht. Die Erde sollte immer leicht feucht sein, es darf aber nicht zu stark gegossen werden.

Sobald der Erdballen gründlich durchwurzelt ist, müssen Avocadopflanzen umgetopft werden. Das kann zu Beginn des Wachstums jährlich erforderlich sein. Die Wurzeln sind sehr empfindlich, wenn sie an der Luft austrocknen. Deshalb sollten sie nie länger als unbedingt notwendig ungeschützt der Luft ausgesetzt werden. Auch sind die fein verzweigten Wurzeln für mechanische Beschädigungen anfällig. Am besten setzt man sie mitsamt dem Erdballen in einen größeren Topf und füllt mit frischer Erde auf.

Wichtig ist die Kombination der einzelnen Avocado-Sorten, sonst kommt es nicht zur Bestäubung und damit auch nicht zum Fruchtansatz.

Manchmal kommt es vor, dass ein Avocadobäumchen zwar zahlreiche Blüten bildet, aber nur sehr wenige Früchte ansetzt. Häufig liegt die Ursache darin, dass den Blüten, die sich in der weiblichen Phase öffnen, nicht genügend Pollenspender zur Verfügung stehen. Erkundigen Sie sich bei Ihrem Fachhändler, zu welcher Sorte Ihre Pflanze zählt und wie man für eine optimale Bestäubung der Blüten sorgen kann.

Wenn Sie die richtigen Sortten miteinander kombinieren, Ihre Bäume richtig pflegen und ihnen die Wachstumsbedingungen bieten, die sie brauchen, um gedeihen zu können, werden Sie sich sicherlich auch an einer reichen Ernte erfreuern können.

Avocados sollten geerntet werden, sobald sich die Schale zu verfärben beginnt, wenn es sich um dunkelschalige Sorten handelt. Da die Früchte ihre Genussreife ohnehin nicht am Baum erlangen, werden sie geerntet, wenn sie noch fest sind, aber ihre zu erwartende Größe erreicht haben.

Die Früchte sollten am Fruchtstiel abgeschnitten, nicht abgerissen werden, da sie sehr schnell faulen, wenn sie am Stielansatz verletzt sind. Auch nach der Ernte sollten die Früchte vorsichtig behandelt und vor Druckstellen geschützt werden.

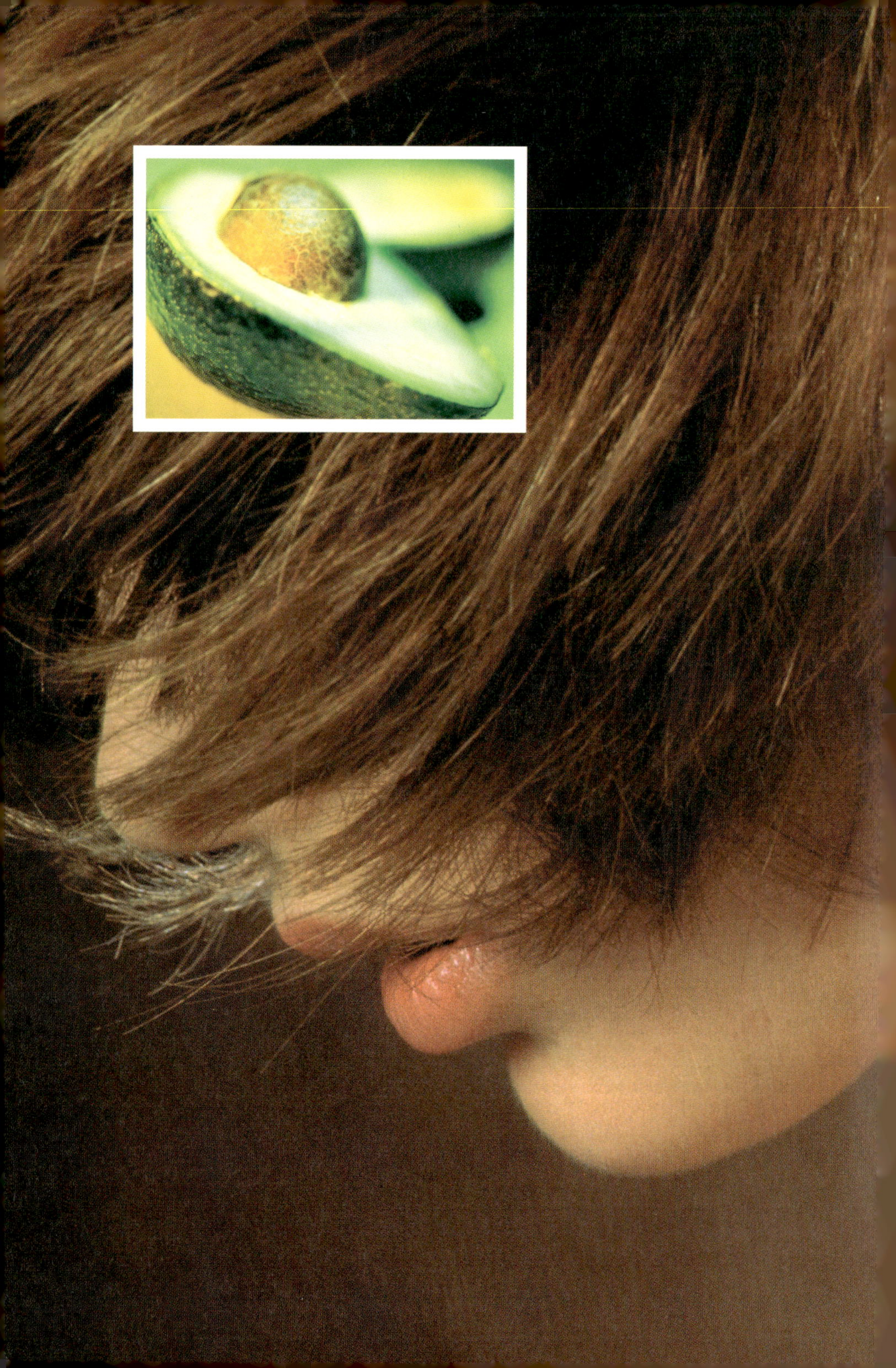

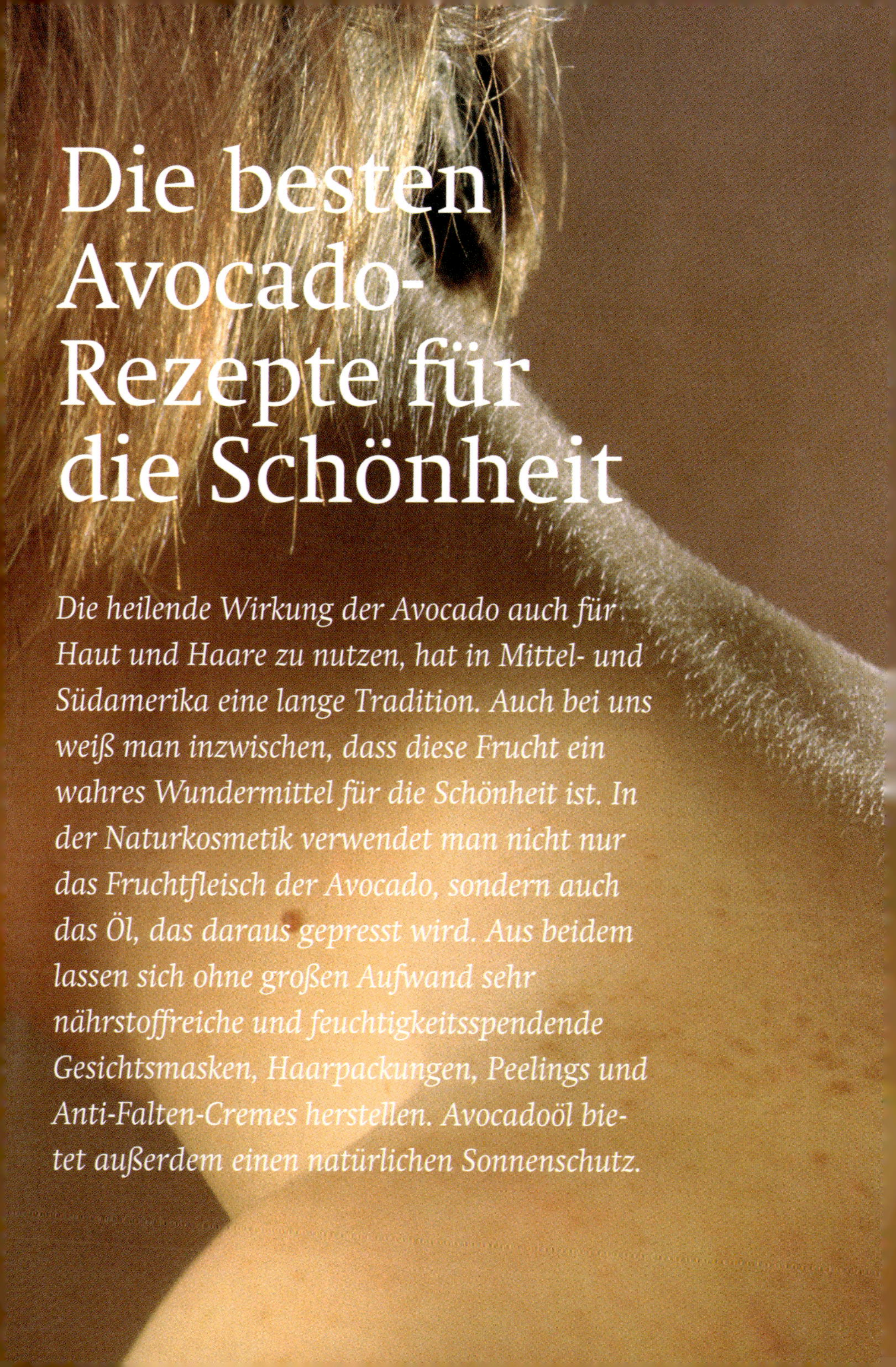

Die besten Avocado-Rezepte für die Schönheit

Die heilende Wirkung der Avocado auch für Haut und Haare zu nutzen, hat in Mittel- und Südamerika eine lange Tradition. Auch bei uns weiß man inzwischen, dass diese Frucht ein wahres Wundermittel für die Schönheit ist. In der Naturkosmetik verwendet man nicht nur das Fruchtfleisch der Avocado, sondern auch das Öl, das daraus gepresst wird. Aus beidem lassen sich ohne großen Aufwand sehr nährstoffreiche und feuchtigkeitsspendende Gesichtsmasken, Haarpackungen, Peelings und Anti-Falten-Cremes herstellen. Avocadoöl bietet außerdem einen natürlichen Sonnenschutz.

Seit Generationen verwenden die Menschen in Mittel- und Südamerika die Avocado als Nahrung, als Heilmittel und als Pflegeprodukt für Haut und Haar. Vom Kern über das Fruchtfleisch bis hin zu den Blättern lassen sich alle Pflanzenteile nutzen. In Mexiko galt die Avocado schon von jeher als hervorragendes Mittel bei den verschiedensten Hauterkrankungen und -problemen. Packungen mit Avocadofruchtfleisch setzte man gegen unreine Haut ein, bekämpfte damit kleinere Beulen und Hauterhebungen.

Als besonders wirkungsvoll wird der Einsatz von frischer Avocado auch bei der Wundheilung und zur positiven Beeinflussung der Narbenbildung beschrieben. Die Wirkstoffe der Avocado scheinen sich auch günstig auf die Hautpigmentierung auszuwirken. Die frische Avocado hat – ebenso wie das daraus gewonnene Öl – zudem auch reinigende sowie Bakterien und Keime bekämpfende Eigenschaften.

In der indianischen Volksmedizin heißt es: Man nutze die Blätter bei Fieber, den Kern gegen Durchfall, das Öl gegen Schuppenflechte und die Rinde lindere Frauenleiden. Das Fruchtfleisch gilt als Energiespender und Aphrodisiakum.

Was die Volksmedizin wusste, ist inzwischen auch vielfach wissenschaftlich untermauert. Die einzelnen Inhaltsstoffe und deren Wirkung können Sie en detail im ersten Kapitel nachlesen. Das Besondere daran ist vielleicht nur, dass diese sich bei innerlicher wie äußerlicher Anwendung gleichermaßen wirksam einsetzen lassen.

Natürliche Schönheit kommt von innen

Schönheit kann man essen, das ist doch endlich mal eine erfreuliche Nachricht. An dieser Tatsache besteht kein Zweifel, sind doch unsere Haut und auch unsere Haare ganz offensichtlich ein Spiegelbild unseres Inneren. Vitaminmangel zeigt sich zuerst an den Finger-

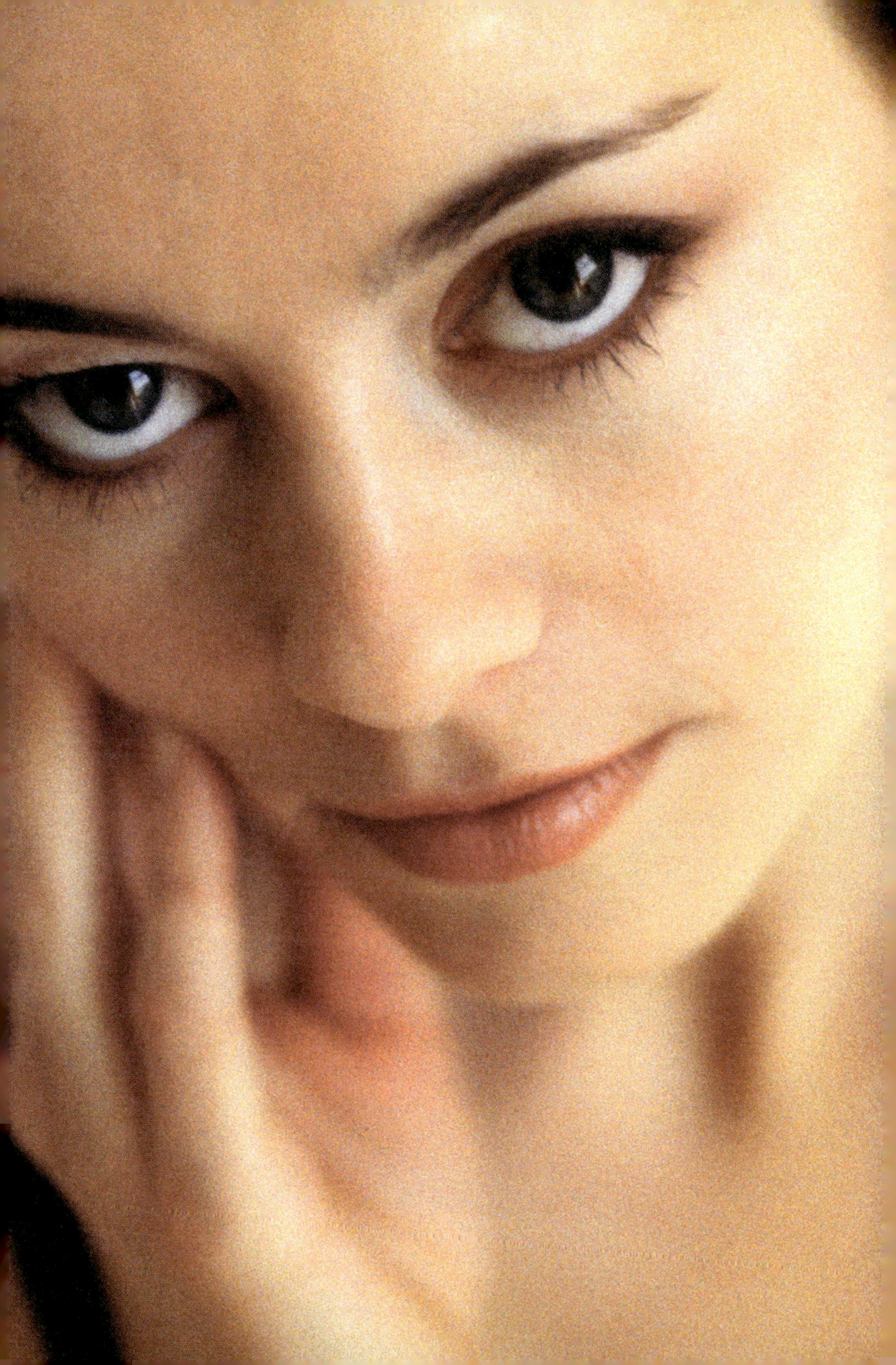

Die Avocado ist reich an „Schönheitsvitaminen": Das sind vor allem die B-Vitamine sowie Vitamin C, E und Betakarotin.

nägeln, die brüchig und glanzlos sind. Haarausfall kann von einem Jodmangel herrühren, bei strapazierter Haut ist vielleicht der Stoffwechsel aus dem Gleichgewicht geraten.

Bestes Gegenmittel für diese kleinen Probleme ist eine richtige, ausgewogene Ernährung. Ihr Körper dankt es Ihnen durch straffe, rosige Haut, lange, feste Fingernägel und seidig glänzendes Haar. Aber man kann auch ganz gezielt durch die Wahl bestimmter Lebensmittel einen zusätzlichen Pflegeeffekt erreichen. Die Avocado bietet dafür die besten Voraussetzungen.

Avocadoöl – von Natur aus wertvoll

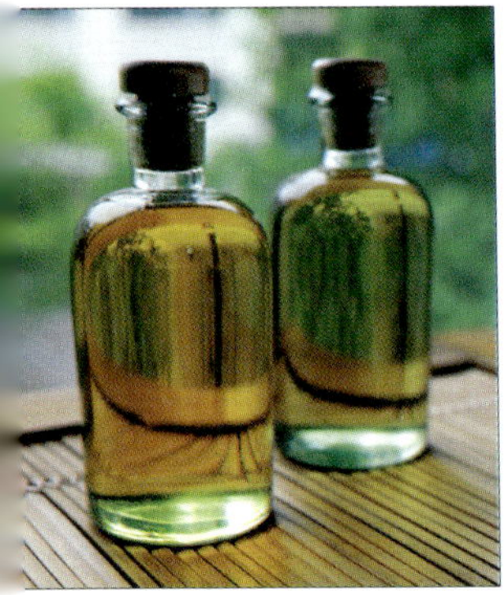

Öl aus Avocadofleisch wird hauptsächlich für Kosmetika verwendet.

Das Avocadoöl wird aus dem Fruchtfleisch der reifen Avocadofrucht kaltgepresst. Im Fachjargon trägt es den Namen „Oleum Perseae". Es ist in Apotheken erhältlich und wird hauptsächlich für die Herstellung pflegender Kosmetika verwendet, findet aber auch als Speiseöl Verwendung. Seine Inhaltsstoffe sind mit denen des frischen Fruchtfleisches quasi identisch. Es ist reich an Vitaminen, Mineralstoffen und Spurenelementen. Vor allem enthält es Vitamin A, B, D, E, K sowie Folsäure und Biotin. Das Biotin wird auch Vitamin H genannt, weil es ein ausgesprochenes Haut- und Haar-Vitamin ist. Hinzu kommen die antibakterielle Wirkung und ein natürlicher Schutz vor ultravioletter Strahlung.

Im Gegensatz zu vielen anderen Ölen, die auch für die Herstellung von Kosmetika eingesetzt werden, ist Avocadoöl kein reiner Hilfsstoff, sondern besitzt an sich schon eine therapeutische Wirkung. Haupteinsatzgebiet ist spröde und rissige Haut, aber auch gegen übermäßige Hautschuppung oder Verhornungen hilft das Öl.

Avocadoöl ist deshalb so ideal, weil es in seiner Beschaffenheit dem natürlichen Hautfett sehr ähnlich ist. Es wird aus diesem Grund besonders gut aufgenommen, spendet Feuchtigkeit und fördert durch die zahlreichen Vitamine den Stoffwechsel und die Zellerneuerung. In diesem Zusammenhang ist der relativ hohe Vitamin E-Anteil interessant. Dieses Vitamin schützt vor freien Radikalen, die auch für den Alterungsprozess der Haut mitverantwortlich sind.

Was die freien Radikale im Körper anrichten können, lesen Sie ausführlich im ersten Kapitel dieses Buches.

Für den kosmetischen Einsatz wird das Öl aus ausgesuchten, reifen Avocados verwendet, die besonders schonend verarbeitet werden. Die Auswahl der Früchte ist deshalb so wichtig, weil unterschiedliche Reifegrade unterschiedliche Anteile an Inhaltsstoffen bedingen. So kann der Fettanteil beispielsweise zwischen drei und 25 Prozent schwanken – je nachdem, welche Avocado-Sorte verwendet wird. Die gleiche Qualität und Reife der Früchte garantiert, dass der natürliche Wirkstoff-Komplex weitestgehend erhalten bleibt und konstante Werte erreicht werden.

In den klassischen Avocado-Anbauländern wird seit je auch Avocadoöl gepresst. Man verwendete es sowohl als Speiseöl als auch äußerlich, um die Haut vor dem Austrocknen und Sprödewerden zu schützen. Darüber hinaus setzte man Avocadoöl zur Behandlung von parasitären Hauterkrankungen und Ekzemen ein. Auch die Heilung von Wunden lässt sich durch Avocadoöl begünstigen und gleichzeitig einer übermäßigen Narbenbildung vorbeugen.

Avocadoöl wird naturrein verwendet. Im blass grünlichen Öl bleiben deshalb alle Wirkstoffe der Avocado erhalten.

Der biologische Wert des Avocadoöls wurde lange Zeit nach seinem hohen Vitamingehalt bemessen. Nach neueren Untersuchungen spielen jedoch auch seine hohen Anteile an Unverseifbarem eine wichtige Rolle.

Was ist Unverseifbares?

Als „Unverseifbares" bezeichnet man in der Kosmetik bestimmte Fettverbindungen, die in Bezug auf die Haut die Eigenschaft haben, Feuchtigkeit zu spenden und/oder zu binden. Der Anteil an Unverseifbarem liegt in der Regel zwischen einem und zwei Prozent. Avocadoöl hat einen Anteil, der – je nach Ernte – zwischen zwei und vier Prozent liegt.

Zu den Unverseifbaren gehören so genannte Phytosterine. Diese pflanzlichen Stoffe sorgen dafür, dass sich Avocadoöl gut auf der Haut verteilen lässt und schnell aufgenommen wird.

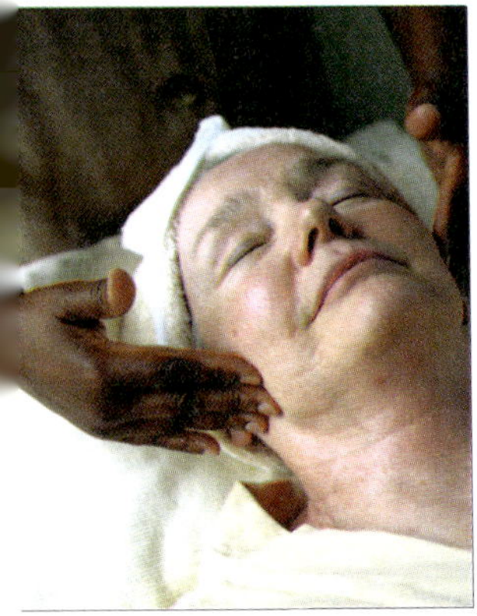

Avocadoöl eignet sich besonders gut für trockene und alternde Haut.

Für die äußerliche Anwendung bedeutet das, dass Avocadoöl vor allem für trockene und spröde Haut ideal ist. Es besitzt die Fähigkeit, verhärtetes und unelastisches Hautgewebe wieder weich und dehnbar zu machen. Es schafft somit die Voraussetzungen dafür, dass die Wirkstoffe in die Haut eindringen können. Mit diesen Eigenschaften ist Avocadoöl das ideale Schönheitsrezept für alternde Haut und wirkt der Faltenbildung offensiv entgegen. Eine Reihe von Studien beschäftigte sich auch mit der innerlichen Anwendung von Avocadoöl beziehungsweise der Wirkung von Unverseifbarem. Bei der klinischen Behandlung stellte man fest, dass sich nach Einnahme des unverseifbaren Avocado-Anteils während einer Langzeittherapie verschiedene Formen von Sklerodermien (Bindegewebserkrankungen, die zu einer Verdünnung oder Verdickung der Haut führen) besserten.

Die Naturkosmetik setzt auf Avocado

Schon seit relativ langer Zeit wird Avocado und Avocadoöl bei der Herstellung von natürlichen Pflegeprodukten verwendet. Die Palette der entsprechenden Kosmetika ist unüberschaubar groß. Die Wirkungsweise von industriell hergestellter Naturkosmetik steht der eigenen Zubereitung zumeist in nichts nach.

Avocadoöle werden von der Kosmetikindustrie vorwiegend für die „reife“ Haut empfohlen – eine schmeichelhafte Umschreibung für Falten und Altersflecken.

Aber natürlich kann man Avocado-Schönheitsprodukte auch selbst herstellen. In diesem Fall ist besonders darauf zu achten, dass man die Pflegemittel immer frisch zubereitet. Denn anders als bei industriell hergestellten Produkten fügt man selbst keinerlei Konservierungsstoffe hinzu. In der Regel sind die selbstgemachten Schön-

Avocado-Produkte zum Kaufen

Blickt man in die Regale von Drogerien und Kosmetikfachgeschäften, so findet man schnell ein umfangreiches Avocado-Produkt-Sortiment. Im Angebot gibt es:

- Shampoos mit Avocadoölzusatz gegen sprödes Haar und trockene Kopfhaut.
- Anti-Stress- und Anti-Age-Gesichtsmasken mit Avocadozusatz.
- Körperlotionen und -cremes (z. B. von Hildegard Braukmann) mit hohem Anteil an Unverseifbarem.
- Spezielle Pflegeprodukte für den sensiblen Gesichts-, Hals- und Dekolleté-Bereich.

heitsprodukte nur etwa zwei bis drei Tage haltbar. Danach verderben einige und können dann der Haut sogar Schaden zufügen. Die meisten selbst angerührten Kosmetika jedoch verlieren schlicht ihre Wirkungskraft.

Ganz wichtig ist auch, Selbstgemachtes vorher an einer unempfindlichen Hautstelle zu testen. Fertigprodukte sind dermatologisch getestet und auf allergieauslösende Substanzen hin geprüft. Naturkosmetika können bei bestimmten Menschen, die dafür anfällig sind, allergische Reaktionen hervorrufen. Aus diesem Grund sollten Sie selbstgemachte Cremes, Packungen und Masken stets an einer weniger empfindlichen Körperstelle – etwa in der Armbeuge – ausprobieren. Wenn es nach etwa 15 Minuten zu keiner außergewöhnlichen Reaktion der Haut kommt, können Sie das Mittel problemlos anwenden.

Vorsichtig bei Latex-Allergien! Wer auf Latex empfindlich reagiert, könnte auch gegen Avocados allergisch sein.

Im Zusammenhang mit der Avocado wird in letzter Zeit immer wieder auf eine Latex-Allergie hingewiesen. Personen, die wissen, dass sie in diesem Bereich empfindlich sind, sollten besser auf Avocado-Produkte verzichten.

Frische Avocado von Kopf bis Fuß – Rezepte zum Selbermachen

Frisches Avocado-Fruchtfleisch kann für alle möglichen Pflegeprodukte verwendet werden. Wirken die Vitamine von außen, regt das die Durchblutung der Haut an, festigt das Bindegewebe und unterstützt den Zellaufbau. Vitamin E und Betakarotin fangen freie Radikale ab, die die Haut altern lassen. Neben Vitaminen enthält die Avocado auch noch andere kosmetisch wirksame Stoffe, die dafür sorgen, dass die Haut länger gesund und glatt bleibt. Die folgenden Seiten stellen nur eine kleine Auswahl der schier unerschöpflichen Möglichkeiten dar.

Perfekte Gesichtspflege mit Avocado

Ein gepflegtes Gesicht ist die Visitenkarte eines Menschen. Jedoch wie kaum ein anderer Körperteil ist das Gesicht ständig Wind und Sonne ausgesetzt, muss Abgase und Umweltgifte ertragen. Aus diesem Grund braucht die Gesichtshaut ganz besondere Pflege und Schutz. Die Inhaltsstoffe der Avocado leisten dazu einen wichtigen Beitrag.

Avocado – einfach gut

Die einfachsten Rezepte sind oft die besten: Zerdrücken Sie das Fruchtfleisch einer Avocado mit der Gabel oder zerkleinern Sie es im Mixer. Diese Avocadocreme tragen Sie auf das Gesicht auf und lassen sie 15 Minuten einwirken. Mit lauwarmem Wasser abspülen und das Gesicht trockentupfen.

Auf diese Art und Weise wird Ihre Haut mit allen wichtigen Vitaminen und Mineralstoffen versorgt. Die Maske reguliert auch den Wassergehalt der Haut – z. B. nach einem längeren Sonnenbad.

Avocadofruchtfleisch ist der ideale Feuchtigkeitsspender für trockene Haut.

Feuchtigkeit tanken mit Avocado

Trockene Gesichtshaut ist oft spröde und empfindlich. Masken und Packungen können helfen, die Haut zusätzlich mit wertvollen Nährstoffen zu versorgen.

Für die Feuchtigkeitsmaske brauchen Sie:

- 50 g Avocado
- 1 Eigelb
- Zitronensaft

Lösen Sie das Fruchtfleisch aus einer halben Avocado

Bevor Sie eine Gesichtsmaske auftragen, sollten Sie alle Utensilien, die Sie (auch zum Abwischen) brauchen, bereitstellen.

und zerdrücken Sie es mit einer Gabel. Dann ein Ei trennen und das Eigelb unter das Avocadomus rühren. Gut einarbeiten und dann mit einigen Spritzern Zitronensaft verfeinern. Die Paste gleichmäßig auf dem Gesicht verteilen und etwa 20 Minuten einwirken lassen. Danach mit lauwarmem Wasser abspülen.

Gesichtsmasken richtig auftragen!

- Vor jeder Maskenbehandlung das Gesicht gründlich reinigen; das macht die Haut aufnahmefähiger.
- Besser wirken Packungen, wenn man die Haut vorher mit warmen Kompressen anwärmt.
- Die Cremes oder Pasten tragen Sie mit einem weichen Spachtel oder breiten Pinsel auf.
- Cremes und Pasten sollten niemals in der Augenpartie aufgetragen werden. Auch die Lippen und die empfindliche Haut an der vorderen Halspartie bleiben unbedeckt.
- Auf die Augen können Sie zur Entspannung feuchtwarme Kamillenteebeutel oder einfach in Wasser getränkte Wattebäusche legen. Die Lippen werden mit Lippenpomade eingecremt. Die Haare hält ein Haarband am besten aus dem Gesicht.
- Man trägt die Cremes stets vom Kinn ausgehend über die Wangen hinauf bis zur Stirn auf. Dann von der Nase aus unterhalb der Augenpartie entlang – danach den Nasenrücken eincremen. Zum Schluss kommt die seitliche Halspartie dran.
- Ruhen Sie sich aus, während die Maske einzieht – das verstärkt die Wirkung.
- Die Maske wird zunächst mit einem Papiertuch entfernt, dann das Gesicht mit lauwarmem Wasser gereinigt. Dann mit einem Tuch trockentupfen.

Muntermacher Avocado

Nach einem langen Tag in stickiger Heizungsluft und dickem Zigarettenqualm sieht man der Haut förmlich an, wie müde und ausgelaugt sie ist. Da kann diese Fruchtmaske helfen. Sie brauchen dazu:

- 100 g Avocado
- 100 g Banane

Das Avocado-Fruchtfleisch und die Banane sorgsam zerdrücken. Dann vermischen Sie beides, bis eine homogene Masse entsteht. Diesen Fruchtcocktail können Sie noch mit etwas Milch oder Sahne anreichern.

Verteilen Sie die Avocado-Bananen-Mischung auf Gesicht und Hals. Die Maske muss etwa 15 Minuten einwirken. Danach waschen Sie Ihr Gesicht mit lauwarmem Wasser ab und tupfen es mit einem Tuch trocken.

Banane und Avocado sind eine ideale Mischung – aber Achtung, die Maske sieht ziemlich furchterregend aus!

Die Haut bekommt auf diese Weise gleich eine doppelte Portion Vitamine. Um den „Muntermacher"-Effekt zu unterstützen, gönnen Sie sich dazu ein Glas frisch gepressten Orangensaft.

Die Ausnahme: Avocado bei fettiger und unreiner Haut

Die Avocado ist eigentlich der Spezialist für trockene und spröde Haut, aber in der richtigen Kombination tut eine Avocado-Maske auch fettiger Gesichtshaut gut. In Mexiko schätzt man Avocado-Masken beispielsweise bei unreiner Haut. Die Inhaltsstoffe der Avocado wirken nämlich auch antibakteriell. Und das brauchen Sie dazu:

- 1 Avocado
- 100 ml Sahne
- 120 g Erdbeeren (wahlweise auch Tomaten)

Frische Erdbeeren werden in der Naturkosmetik zur Klärung und Reinigung der Haut verwendet.

Zerdrücken Sie das Fruchtfleisch einer Avocado und vermischen Sie es mit Sahne. Dann die Erdbeeren pürieren und ebenfalls unterrühren. Haben Sie keine Erdbeeren zur Hand, dann können Sie auch eine halbe Gurke oder die entsprechende Menge Tomaten pürieren und zu der Avocado-Sahne-Creme geben.

Bei fettiger, unreiner Haut ist es sinnvoll, vor dem Auftragen der Maske ein Gesichtsdampfbad (z. B. mit Rosmarin) zu machen. Danach verteilen Sie die Creme großzügig auf Gesicht, Hals und Dekolleté. Etwa eine halbe bis Dreiviertelstunde einwirken lassen. Anschließend mit lauwarmem Wasser (das mit einigen Spritzern Zitronensaft vermischt wurde), abwaschen.

Geheimrezept aus der Südsee

Seit Hunderten von Jahren verwenden die Südseeinsulanerinnen die Papaya, um ihre Haut geschmeidig und glatt zu erhalten. Zusammen mit der Avocado wird daraus ein unschlagbares Team. Beide Früchte enthalten nicht nur viele wichtige Vitamine, sondern auch Nährstoffe. Diese Maske ist ideal nach langen Sonnenbädern oder einfach zur Erfrischung nach einem langen Tag. Sie brauchen dafür:

- 1 Avocado
- $^1/_2$ Papaya
- 1 TL Honig
- 2 Eigelb
- 1 EL Olivenöl

Zerdrücken Sie das Fruchtfleisch von Avocado und Papaya sorgfältig. Dann geben Sie dieses zusammen mit allen anderen Zutaten in einen Mixer und pürieren es gut durch. Tragen Sie die Paste auf das Gesicht auf. Etwa

10 bis 15 Minuten einwirken lassen, dann mit lauwarmem Wasser gründlich abspülen.

Wohlfühl-Maske mit Buttermilch

Vor allem im Winter, wenn die meisten Räume überheizt sind, spannt trockene Gesichtshaut unangenehm, wird spröde und rissig. Mit dieser Maske kann Ihre Haut auftanken und bekommt neben den Wirkstoffen der Avocado auch noch die der Buttermilch. Was Sie dafür brauchen:

- 1 Avocado
- 3–4 EL Buttermilch
- 2 EL Magerquark
- 1 Bund frische Petersilie

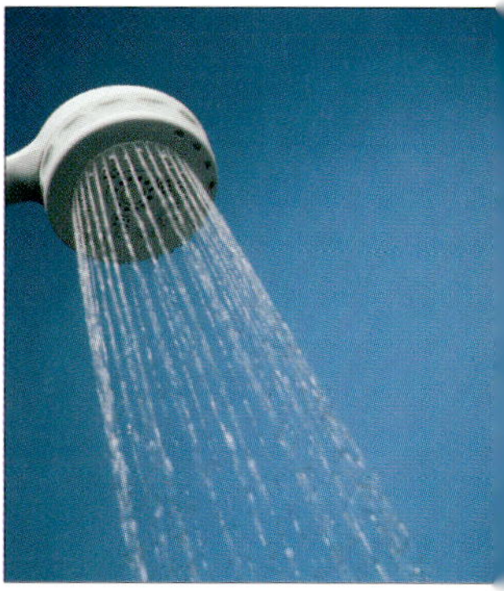

Alle Masken sollte man mit lauwarmem Wasser abspülen .

Das Fruchtfleisch der Avocado wird zuerst püriert und dann zusammen mit Buttermilch und Quark zu einer feinen Paste verarbeitet. Nun die Petersilie fein hacken und in die Creme einarbeiten.

Die Paste auf das Gesicht auftragen und etwa 20 Minuten einwirken lassen. Danach wischen Sie sie zunächst mit Papiertüchern ab und spülen dann mit lauwarmem Wasser nach.

Fertigcremes mit Avocado verfeinern

Statt Cremes selbst herzustellen, was recht aufwendig ist, können Sie auch fertige Cremes mit Avocado und anderen Zutaten anreichern.

Das Zubereiten von Naturpflegeprodukten ist nicht jedermanns Sache und gerade die Herstellung von Cremes ist besonders schwer. Das liegt vor allem daran, dass sie sich ohne Konservierungsmittel zumeist nicht so lange halten und immer wieder neu zubereitet werden müssen. Hier eine Alternative. Für diese Avocado-Nährcreme brauchen Sie Folgendes:

- 2 TL Avocado
- 2 TL Nährcreme (neutral)
- 1–2 Tropfen Zitronensaft

Neutrale, unparfümierte Nährcreme können Sie in der Apotheke oder bei der Kosmetikerin kaufen. Für die Herstellung der Avocado-Nährcreme zerdrücken Sie zuerst das Fruchtfleisch der Avocado besonders fein oder pürieren es im Mixer. Geben Sie es dann unter die neutrale Nährcreme und vermischen Sie es schließlich noch mit einigen Tropfen Zitronensaft.

Die Avocado-Nährcreme wird auf das gereinigte Gesicht aufgetragen. Man sollte sie so lange wie möglich einwirken lassen.

Avocado hilft der Haut, wenn sie älter wird

Mit ihrem hohen Gehalt an wertvollen Vitaminen verjüngt die Avocado alternde Haut und spendet ihr neue Feuchtigkeit.

Wenn die Haut altert, dann ist sie oft nicht mehr so gut in der Lage, Feuchtigkeit zu speichern. Sie wird trocken und es bilden sich Falten. Die Vitamine, die in der Avocado enthalten sind, wirken dem auf natürliche Weise entgegen: Vitamin E stoppt die Zellalterung und verbessert die Durchblutung der Haut – das Bindegewebe wird gefestigt. Betakarotin aktiviert die Zellneubildung.

Eine Anti-Falten-Creme können Sie selbst herstellen. Dazu brauchen Sie:

- 1 Avocado
- 40 ml Avocadoöl
- 100 g Nährcreme (neutral)
- 4 EL Orangenblütenwasser

Orangenblütenwasser gibt es in der Drogerie zu kaufen.

Pürieren Sie das Fruchtfleisch im Mixer und fügen Sie dann das Öl hinzu. Diese Paste wird nun mit der Nährcreme verrührt, bis eine homogene Masse entsteht. Das Orangenblütenwasser – am besten im Wasserbad – anwärmen und unter die Creme rühren. Diese Creme ist ideal für gestresste Gesichtshaut. Denn nicht nur die biologische Uhr lässt die Haut auf Dauer alt aussehen; Umweltbelastungen und ein bisweilen ungesunder Lebenswandel tun ein Übriges, um den Prozess der Hautalterung voranzutreiben. Diese Avocado-Anti-Falten-Creme hilft auch in solchen Fällen. Sie gibt vor allem faltiger, spröder und rissiger Haut wertvolle Nährstoffe und lässt sie wieder frisch aussehen.

Avocado bringt so genannte „Altersflecken" zum Verschwinden.

Frische Avocado für schönes Haar

Gesundes Haar ist die beste Voraussetzung für eine gelungene Frisur. Leider gehen die meisten Menschen viel zu sorglos mit ihrer Haarpracht um. Was nur wenige wissen: Am Zustand der Haare lässt sich die körperliche und geistige Verfassung eines Menschen ablesen. Damit das Haar kräftig und gesund bleibt, muss in erster Linie die Ernährung stimmen. Dazu leistet die Avocado mit ihrem hohen Gehalt an wertvollen Vitaminen, Mineralstoffen und Spurenelementen einen wertvollen Beitrag. Darüber hinaus hilft es auch, äußerlich frische Avocado anzuwenden, um den Haaren zusätzliche Nährstoffe zu geben.

Avocado mit Olivenöl – der Geheimtipp

Genau wie die Haut sind auch die Haare zahlreichen Umweltbelastungen ausgesetzt. Hinzu kommt noch, dass sie durch Färben und Tönen, Dauerwellen oder Föhnen immer wieder strapaziert und auch zusätzlich ausgetrocknet werden. Um neuen Glanz in stumpfes Haar zu bringen, verbinden sich Avocado und Olivenöl auf perfekte Weise. Sie brauchen dafür nur:

Avocado und Olivenöl sind die ideale Kombination – nicht nur für die Schönheit!

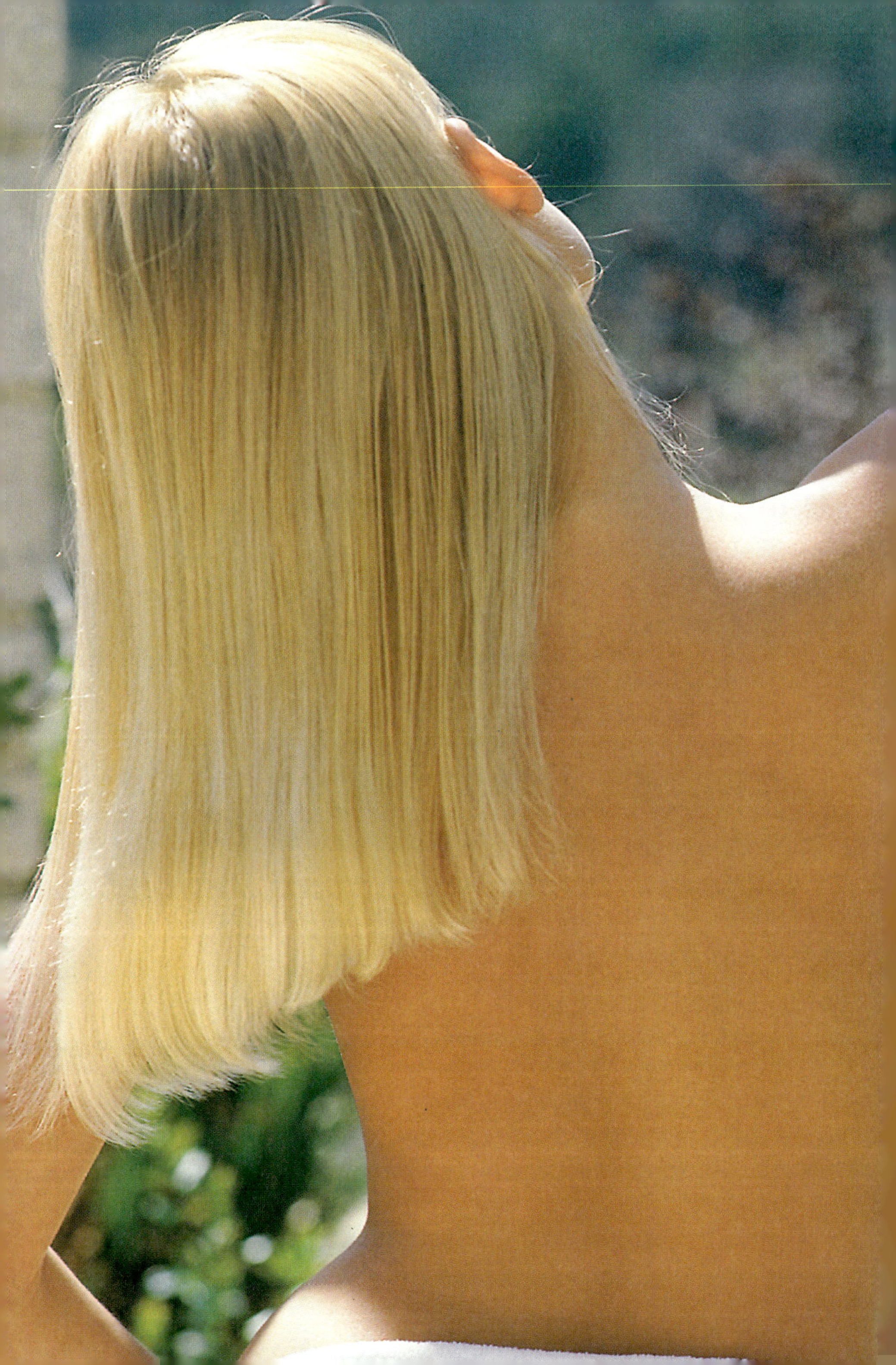

- 100 g Avocado
- 2 EL Olivenöl

Mit einem Löffel das Fruchtfleisch einer halben Avocado auslösen und mit dem Pürierstab zerkleinern. Tropfenweise nun das Olivenöl dazugeben, bis eine sämige Masse einsteht. Diese gleichmäßig auf dem Haar verteilen und 20 Minuten einwirken lassen. Danach mit warmem Wasser ausspülen.

Wer langes Haar hat, sollte die doppelte Menge dieser Avocado-Öl-Packung herstellen.

Dauerwellen-Kur-Packung

Splissige Haarspitzen kann man nach jedem Waschen mit Avocadoöl einreiben.

Chemische Substanzen, wie der Friseur sie beim Dauerwellen, Färben und Tönen einsetzt, strapazieren das Haar extrem; es wird dadurch auf die Dauer trocken, splissig und glanzlos. Deshalb ist es sehr wichtig, dem Haar nach einer solchen Behandlung wertvolle Vitamine und Nährstoffe zurückzugeben. Für eine Avocado-Kurpackung für dauerwellengeschädigtes oder gefärbtes Haar brauchen Sie:

- 100 g Avocado
- 1 Eigelb
- 1 TL Jojobaöl

Lösen Sie 100 g Fruchtfleisch aus der frischen Avocado und zerdrücken Sie es mit einer Gabel. Dann ein Ei trennen, das Eigelb zum Avocadomus geben und einarbeiten. Zum Schluss tropfenweise das Jojobaöl einfließen lassen und ebenfalls unterrühren.

Verteilen Sie die Avocado-Ei-Öl-Packung auf dem Haar und lassen Sie sie 15 Minuten einwirken. Danach ausspülen und mit einem milden Shampoo waschen. Sie werden Ihr Haar nicht wiedererkennen!

Avocado-Majonäse – ein Rezept mit vielen Varianten

Die Vorstellung, sich Majonäse ins Haar zu reiben, wird manchen Lesern vielleicht etwas unappetitlich erscheinen; und doch soll diese Avocado-Majonäse-Haarkur wahre Wunder wirken. Man mischt dazu in gleichen Teilen zerdrücktes Avocado-Fruchtfleisch und Majonäse (100 g zu 100 g).

Befeuchten Sie Ihre Haare mit lauwarmem Wasser und tragen Sie die Masse auf. Massieren Sie die Avocado-Majonäse sorgsam in Haare und Kopfhaut ein. Nun setzen Sie eine Duschhaube auf und lassen Sie die Packung 15 Minuten einwirken. Danach mit warmem Wasser und dem gewohnten Shampoo auswaschen.

Dieses Grundrezept eignet sich für normales Haar. Bei Problemhaaren können Sie unterschiedliche Zusätze verwenden:

- Sollten Sie von Natur aus eher fettiges Haar haben, mischen Sie noch zwei Teelöffel Zitronensaft in die Majonäse.
- Bei besonders trockenem Haar, z. B. auch nach dem Sonnenbaden, fügen Sie zur Majonäse noch einen Esslöffel Kokosnussöl hinzu.

Kokosnussöl hilft gegen trockenes, durch Wind und Sonne strapaziertes Haar. Man bekommt es im Reformhaus und in Asien-Shops.

Die Multivitamin-Packung

Ausgedehnte Sonnenbäder – ebenso wie tagtägliches Haareföhnen – strapazieren das Haar und trocknen es auf die Dauer stark aus. An so sprödem und glanzlosem Haar hat man wenig Freude, denn es lässt sich nur noch schwer frisieren. Ein kleiner Vitamin-Kick ist die folgende Haarpackung.

Sie brauchen dazu nur:

- 100 g Avocado
- 100 g Banane
- 2 EL Kokosnussöl

Pürieren Sie das Avocadofruchtfleisch und die geschälte Banane in einem Mixer. Unter die Masse rühren Sie nun vorsichtig zwei Esslöffel Kokosnussöl.

Bei Haarpackungen empfiehlt es sich, über die Plastikabdeckung ein Handtuch zu schlingen. Durch die Wärme kann die Packung besser einwirken.

Tragen Sie die Paste auf das nasse Haar auf und massieren Sie sie in die Kopfhaut ein. Dann lassen Sie sie 15 Minuten einwirken. Am besten setzen Sie dazu eine Duschhaube auf und wickeln ein Handtuch darüber, damit die Packung nicht kalt wird. Dann mit handwarmem Wasser ausspülen.

Avocadoöl – der natürliche Jungbrunnen

Avocadoöl wird in Mexiko wegen seiner antibakteriellen Wirkung über fast alle Speisen geträufelt.

Beim Avocadoöl kommen zur natürlichen Wirkung der Frucht noch zusätzliche Vorteile hinzu. Zum einen ist es der hohe Anteil an so genanntem Unverseifbarem, insbesondere der Wirkstoff Phytosterin, der alternde Haut vor dem Austrocknen und Faltigwerden schützt. Avocadoöl wird – wie kein anderes Öl – optimal von der Haut aufgenommen und hilft ihr, Feuchtigkeit zu speichern. Zum anderen hat Avocadoöl eine bakterizide Wirkung, sodass Keime und Erreger auf der Haut keine Chance haben.

„Grüne Seife“ selbst gemacht

Viele Menschen leiden unter einer zu trockenen Haut. Das macht sich bei den meisten besonders im Gesicht, am Hals und Dekolleté bemerkbar. Handelsübliche Seifen und Syndets wirken zusätzlich austrocknend. Ganz anders ist da das Avocadoöl. Es gibt der Haut zurück, was die raue Umwelt ihr genommen hat – Spannkraft und Glanz. Eine ganz einfache Waschlotion stellen Sie aus folgenden Zutaten her:

Neutrale Nährcreme ist in Apotheken und bei der Kosmetikerin erhältlich.

- 50 ml Avocadoöl
- 1 TL Nährcreme (neutral)
- 1–2 Tropfen Rosenöl

Avocadoöl und Nährcreme in eine Flasche füllen, verschließen und gut durchschütteln, bis sich die beiden Substanzen homogen verbunden haben. Dann fügen Sie noch einen oder zwei Tropfen Duftöl – z. B. Rosenöl – hinzu. Nochmals durchschütteln und fertig ist die „Grüne Seife“.

Zum Gebrauch geben Sie etwas von der Lotion in die Hände und verreiben es. Dann mit den Händen das Gesicht, den Hals und das Dekolleté massieren. Die sanftkreisenden Bewegungen sorgen dafür, dass die Haut die Lotion gut aufnehmen kann. Anschließend die Hände unter Wasser halten und feucht nachmassieren. Zum Schluss mit viel warmem Wasser abwaschen.

Gutenachtcreme

Avocadoöl ist eine gute Basis für eine feuchtigkeits- und nährstoffspendende Nachtcreme. Dazu brauchen Sie folgende Zutaten:

- 10 g Lanolin
- 10 g Bienenwachs
- 50 ml Avocadoöl
- 50 ml Jojobaöl
- 80 ml Rosenwasser
- einige Tropfen Ylang-Ylang-Öl

Zuerst Lanolin und Bienenwachs im Wasserbad schmelzen. Anschließend fügen Sie Avocadoöl und Jojobaöl hinzu – alles zusammen auf etwa 60 Grad erwärmen. In einem anderen Topf erhitzen Sie nun das Rosenwasser ebenfalls auf 60 Grad und geben es dann zu den anderen Zutaten. Mit dem Handmixer alles vorsichtig einrühren, bis die Masse nur noch handwarm ist. Dann fügen Sie einige Tropfen Ylang-Ylang-Öl hinzu und rühren weiter, bis die Creme erkaltet ist. Zum Schluss in ein sauberes Cremetöpfchen umfüllen.

Diese Avocado-Hautcreme ist als Nachtcreme hervorragend geeignet. Sie wird fein aufgetragen und sorgt dafür, dass sich strapazierte und trockene Haut über Nacht regenerieren kann.

Über Nacht können sich die Wirkstoffe der Avocado optimal entfalten.

Saure Avocado-Maske

Avocadoöl ist in seiner Struktur dem körpereigenen Fettgewebe am ähnlichsten. Deshalb ist es ideal, um altersbedingte Hautveränderungen auszugleichen. Das vitaminreiche Öl harmonisiert hervorragend mit Apfelessig, der ebenfalls für seinen reichhaltigen Vitamin- und Mineralstoff-Komplex bekannt ist. Kommt noch Ei hinzu, ergibt das den perfekten Pflegecocktail, der nährend, glättend und verfeinernd auf die Haut wirkt. Für die „Saure Avocado-Maske" brauchen Sie:

- 100 ml Avocadoöl
- 4 Eier
- $^1/_2$ Tl Salz
- ein paar Tropfen Zitronensaft
- 2 EL Apfelessig

Zuerst stellen Sie eine Majonäse aus Avocadoöl und Eigelb her. Dazu die Eier trennen, die Eigelbe verrühren und dann das Avocadoöl in einem feinen Strahl dazugießen. Unter ständigem Rühren entsteht die Majonäse. Nun geben Sie Salz, Zitronensaft und Apfelessig hinzu und verrühren das Ganze. Zum Schluss das Eiweiß zu einem festen Eischnee schlagen und unter die Majonäse heben.

Sie können diese Creme am ganzen Körper anwenden. Tragen Sie sie dünn auf und lassen Sie sie einfach einwirken. Bei Bedarf kann sie anschließend mit lauwarmem Wasser abgespült werden. Allerdings lässt sich diese Hautcreme nur schlecht aufbewahren. Wenn nötig, lagern Sie sie im Kühlschrank.

Die Sonne genießen – mit Avocadoöl

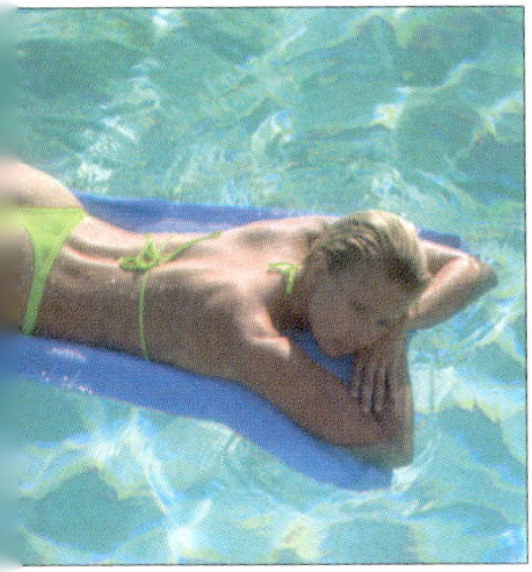

Avocadoöl schützt die Haut vor UV-Strahlung.

Die Sonne ist Energie- und Lebensspender, aber sie macht uns auch zunehmend krank. Die Haut leidet unter dem nachlassenden Ozonschutzschild und dekorative Bräune gilt nicht mehr unbedingt als Zeichen vitaler Gesundheit. Sonnencremes mit hohem Lichtschutzfaktor stehen hoch im Kurs – natürliche Alternativen scheint es nicht zu geben, oder vielleicht doch?

Tatsache ist, dass Avocado- und Sesamöl die Eigenschaft haben, die Haut vor ultravioletter Strahlung zu schützen. Eine Avocadosonnencreme ist allerdings nichts für Kinder oder Menschen, die ohnehin schnell einen Sonnenbrand bekommen, sondern nur für solche, deren Haut an die Sonne gewöhnt ist. Folgendes brauchen Sie dafür:

Flüssiges Lecithin ist in der Apotheke erhältlich.

- 4 EL flüssiges Lecithin
- 4 EL Avocadoöl
- 75 ml Sesamöl
- 75 ml Wasser

Lecithin, Avocado- und Sesamöl im Mixer auf mittlerer Stufe vermischen. Dann langsam das Wasser zugeben und auf hoher Stufe durchmixen – so lange, bis eine helle Creme entsteht.

Für empfindliche Kinderhaut reicht der Sonnenschutzeffekt des Avocadoöls nicht aus.

Die Lotion wird vor dem Sonnenbaden auf die Haut aufgetragen. Da sie nicht lange haltbar ist, sollte man sie im Kühlschrank aufbewahren.

Ideal ist Avocadoöl auch, um die Nachwirkungen eines langen Sonnenbades zu mildern. Ist die Haut zu lange der Sonnenstrahlung ausgesetzt, verliert sie Feuchtigkeit und damit auch Nährstoffe. After-Sun-Produkte sollen diesen Verlust ausgleichen; aber die natürliche Alternative ist in jedem Fall der chemischen vorzuziehen. Dafür brauchen Sie:

- 3 EL Kokosfett
- 1 EL Kokosnussöl
- 2 EL Sesamöl
- 1 EL Avocadoöl
- 1 EL Bienenwachs

Geben Sie alle Zutaten in eine feuerfeste Schale und bereiten Sie ein Wasserbad. Darin lassen Sie alles bei sanfter Temperatur schmelzen. Wenn sich die Fette verbunden haben, auskühlen lassen.

Diese extrem fetthaltige Mischung eignet sich nicht nur für Gesicht und Hände – man kann diese Paste auch gut auf den Körper auftragen und dadurch die Folgen eines zu langen Sonnenbades mildern.

Glatt und fein – das Avocado-Peeling

Unter Peeling versteht man das Abrubbeln von überflüssigen Hautschüppchen. Gleichzeitig wird dadurch die Durchblutung der Haut gefördert und pflegende Wirkstoffe können besser aufgenommen werden. Peelingcremes und -pasten werden von den Kosmetikherstellern in allen Variationen angeboten. Man kann sie aber auch ganz einfach selbst herstellen. Verwendet man dazu Avocadoöl, so kommt zum reinigenden Effekt auch gleich die Versorgung mit Nährstoffen.

Vorsicht: Wenn dieses Salz-Öl-Peeling an offene Hautstellen kommt, tut das ziemlich weh.

Man nehme: zwei Tassen Salz und eine Tasse Avocadoöl. Mixen Sie das Salz mit dem Öl so lange, bis eine dickflüssige Paste entsteht. Dann tragen Sie das Peeling auf den ganzen Körper auf. Es ist allerdings nicht für das Gesicht geeignet und auch nicht für aufgeraute Hautpartien.

Um Avocadokerne reiben zu können, muss man sie einige Tage trocknen lassen.

Ein anderes bewährtes Peeling-Rezept wird von mexikanischen Frauen häufig angewendet. Hauptbestandteil ist dabei der getrocknete Avocadokern. Für das Avocado-Peeling trocknen Sie zwei Avocadokerne. Nach einigen Tagen zerreiben Sie sie in der Kaffeemühle oder zerkleinern sie in der Küchenmaschine. Zerdrücken Sie dann das Fruchtfleisch einer Avocado mit der Gabel, fügen Sie zwei Esslöffel Avocadoöl hinzu und arbeiten Sie dieses unter. Zum Schluss geben Sie noch drei Esslöffel des geriebenen Avocadokerns dazu. Die Paste können Sie auf alle Hautpartien auftragen. Für das Gesicht ist sie weniger gut geeignet, da der Avocadokern meist nicht fein genug gerieben werden kann. Lassen Sie das Peeling kurz einwirken und spülen Sie es anschließend mit lauwarmem Wasser ab.

Natürlich schöne Hände

Gepflegte Hände und schöne Fingernägel sind die beste Visitenkarte. Doch nur wenige Menschen können es sich leisten, ihre Hände den ganzen Tag über in den

Schoß zu legen. Sie packen an und greifen zu – die Hände sind Werkzeug, aber auch das will gepflegt sein. Wer unter rauen Händen leidet, sollte diese öfter mit Avocadoöl einreiben. Das glättet und gibt der Haut wertvolle Nährstoffe zurück.

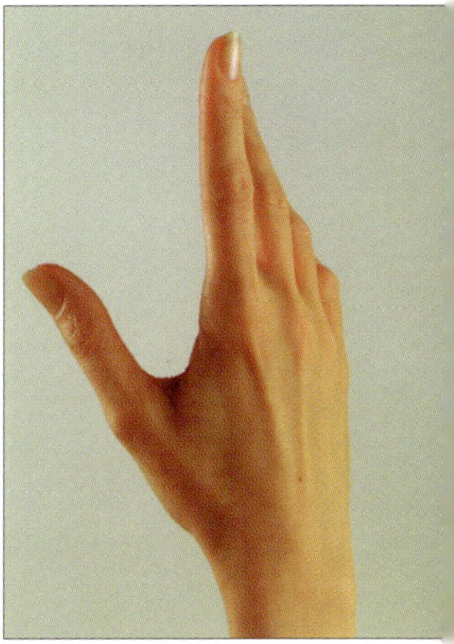

Schöne Hände und Nägel mit Avocadoöl

Ein weiteres Problem sind die Fingernägel. Sie reagieren sensibel auf Belastung, aber ebenso auf Vitamin- und Nährstoffmangel. Vor allem Vitamin A, B_2 und Biotin wirken sich auf die Struktur der Nägel aus – sie alle sind in der Avocado vorhanden. Wer ein Übriges tun will, pflegt seine Fingernägel auch äußerlich mit Avocadoöl. Für die Herstellung eines Nagelöls brauchen Sie:

- 100 ml Mandelöl
- 50 ml Avocadoöl
- 50 ml Rhizinusöl
- 1–2 Tropfen Bittermandelöl
- 50 g Vaseline

Lassen Sie alle Zutaten bei niedriger Temperatur in einem Wasserbad schmelzen. Haben sich die Öle verbunden, können Sie sie auskühlen lassen und in ein sauberes Gefäß abfüllen.

Um Zutaten in einem Wasserbad zu schmelzen, stellen Sie eine feuerfeste Form in einen etwas größeren Topf mit wenig kochend heißem Wasser.

Bei brüchigen und stumpfen Nägeln hilft es, diese regelmäßig mit dem Nagelöl einzureiben. Auch die Haut, die die Nägel umgibt, bleibt dadurch geschmeidig und weich, sodass das Einwachsen von Fußnägeln verhindert werden kann.

Avocadoöl fürs Haar

Föhnen, Färben, Dauerwellen – all diese Schönheitsmaßnahmen rauben dem Haar mit der Zeit seinen natürlichen Schutzfilm. Avocadoöl begrenzt den Schaden, den chemisch behandeltes Haar erlitten hat. Die folgenden

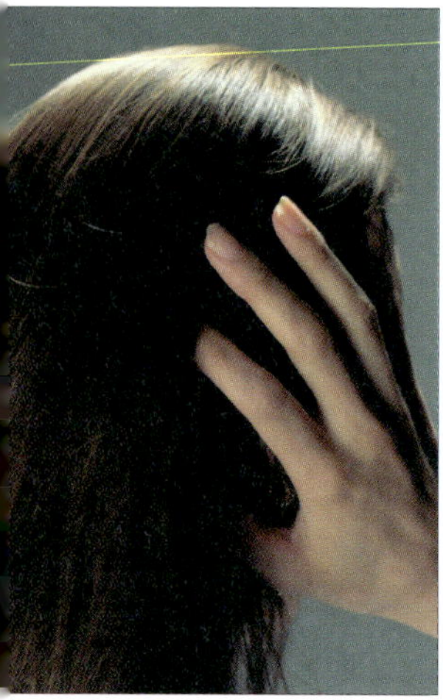

Das Rosenöl dient in dieser Haarpackung nur als Duftspender.

zwei Haar-Packungen sollten regelmäßig angewendet werden:

Avocadoöl-Ei-Packung

- 2 Eigelbe
- 4 EL Avocadoöl
- 6 Tropfen Rosenöl

Trennen Sie zwei Eier und verquirlen Sie das Eigelb sorgsam. Unter ständigem Rühren nun das Avocadoöl tropfenweise dazugeben. Nur so kann eine glatte Majonäse entstehen. Zum Schluss auch das Rosenöl in gleicher Weise einarbeiten.

Die Packung wird auf das trockene, ungewaschene Haar aufgetragen. Massieren Sie die Masse gut in die Kopfhaut ein. Dann setzen Sie eine Duschhaube auf und wickeln noch ein Handtuch darum. 20 Minuten einwirken lassen und dann das Haar wie gewohnt waschen.

Ölpackung mit Avocado

- 1 TL Avocadoöl
- 1 TL Mandelöl
- 1 TL Olivenöl
- 1 Eigelb
- 1 EL Honig
- 1 EL Zitronensaft

Mixen Sie alle Zutaten so lange, bis eine sämige Paste entsteht. Die Öl-Paste gleichmäßig auf dem Haar und der Kopfhaut verteilen. Leicht einmassieren. Danach setzen Sie eine Duschhaube auf und lassen die Packung etwa 15 Minuten einwirken. Anschließend die Haare ausspülen und wie gewohnt waschen.

Haarwuchsmittel Avocado

Zu wenig Haare zu haben, ist ein typisches Männerproblem. Die wenigsten Männer finden spärlichen Haarwuchs sexy und die meisten sind daher brennend an neuen Haarwuchsmitteln interessiert. Und dabei hält die Natur ein uraltes Haarwuchsmittel bereit – die Avocado nämlich.

Zerdrücken Sie das Fruchtfleisch einer Avocado und vermischen Sie es mit einem Esslöffel Avocadoöl. Verteilen Sie diese Paste großzügig auf Haar und Kopfhaut. Dann leicht einmassieren und anschließend mit einer Duschhaube abdecken. 15 Minuten einwirken lassen, danach mit Shampoo auswaschen.

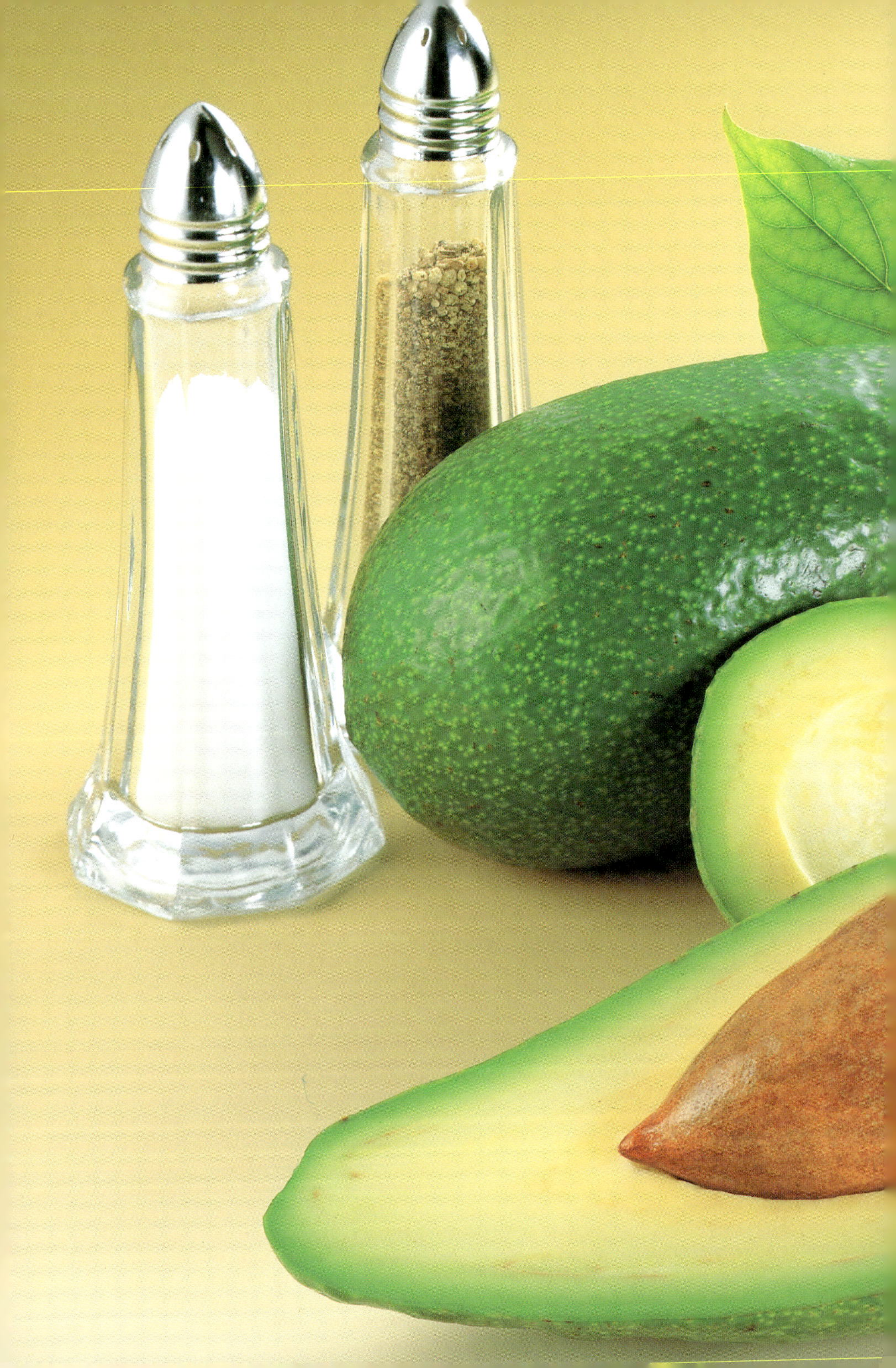

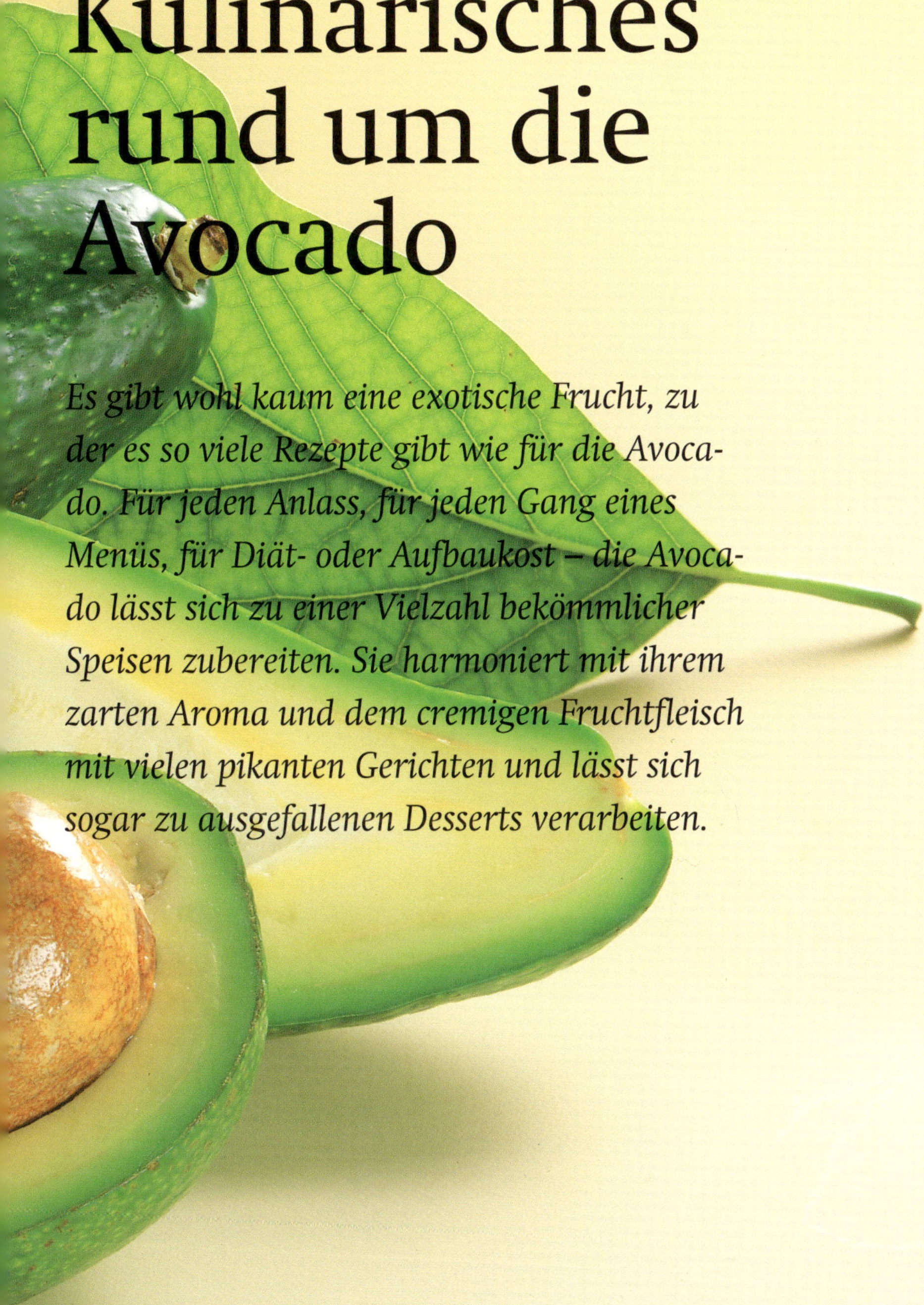

Kulinarisches rund um die Avocado

Es gibt wohl kaum eine exotische Frucht, zu der es so viele Rezepte gibt wie für die Avocado. Für jeden Anlass, für jeden Gang eines Menüs, für Diät- oder Aufbaukost – die Avocado lässt sich zu einer Vielzahl bekömmlicher Speisen zubereiten. Sie harmoniert mit ihrem zarten Aroma und dem cremigen Fruchtfleisch mit vielen pikanten Gerichten und lässt sich sogar zu ausgefallenen Desserts verarbeiten.

Dips und Saucen

Die wohl bekannteste Verwendungsart von Avocados ist die Verarbeitung zu cremigen Dips oder Saucen, die zu den unterschiedlichsten Speisen gereicht werden. Sie können einfach zum Dippen für Cracker oder Kartoffelchips, aber auch für knackiges, frisches Gemüse wie Paprika, Staudensellerie oder Möhren verwendet werden. Als Füllung für Backofenkartoffeln oder als Sauce zum Fleischfondue eignen sie sich ebenso wie zum Verfeinern von Garnelen, Shrimps und anderen Meeresfrüchten sowie von Räucherfisch oder gebratenem Geflügelfleisch. Nicht zuletzt können Avocadocremes einfach als Brotaufstrich verwendet werden.

Guacamole – der Klassiker

Zutaten:
2 große Avocados
1 Zwiebel
1 Tomate
1 eingelegte Peperoni
1 El Zitronensaft
$^1/_2$ TL Kräutersalz

- Die Avocados halbieren, die Samen entfernen und das Fruchtfleisch von der Schale lösen. Das Fruchtfleisch zerkleinern.
- Die Zwiebel schälen und fein würfeln. Tomate und Peperoni in kleine Stücke schneiden.
- Alle Zutaten zusammen mit Zitronensaft und Kräutersalz fein pürieren und kalt als Brotaufstrich oder als Dip servieren.

▶ *Knackiges frisches Gemüse mit einem Guacamole-Dip ist eine herrlicher Partyspaß.*

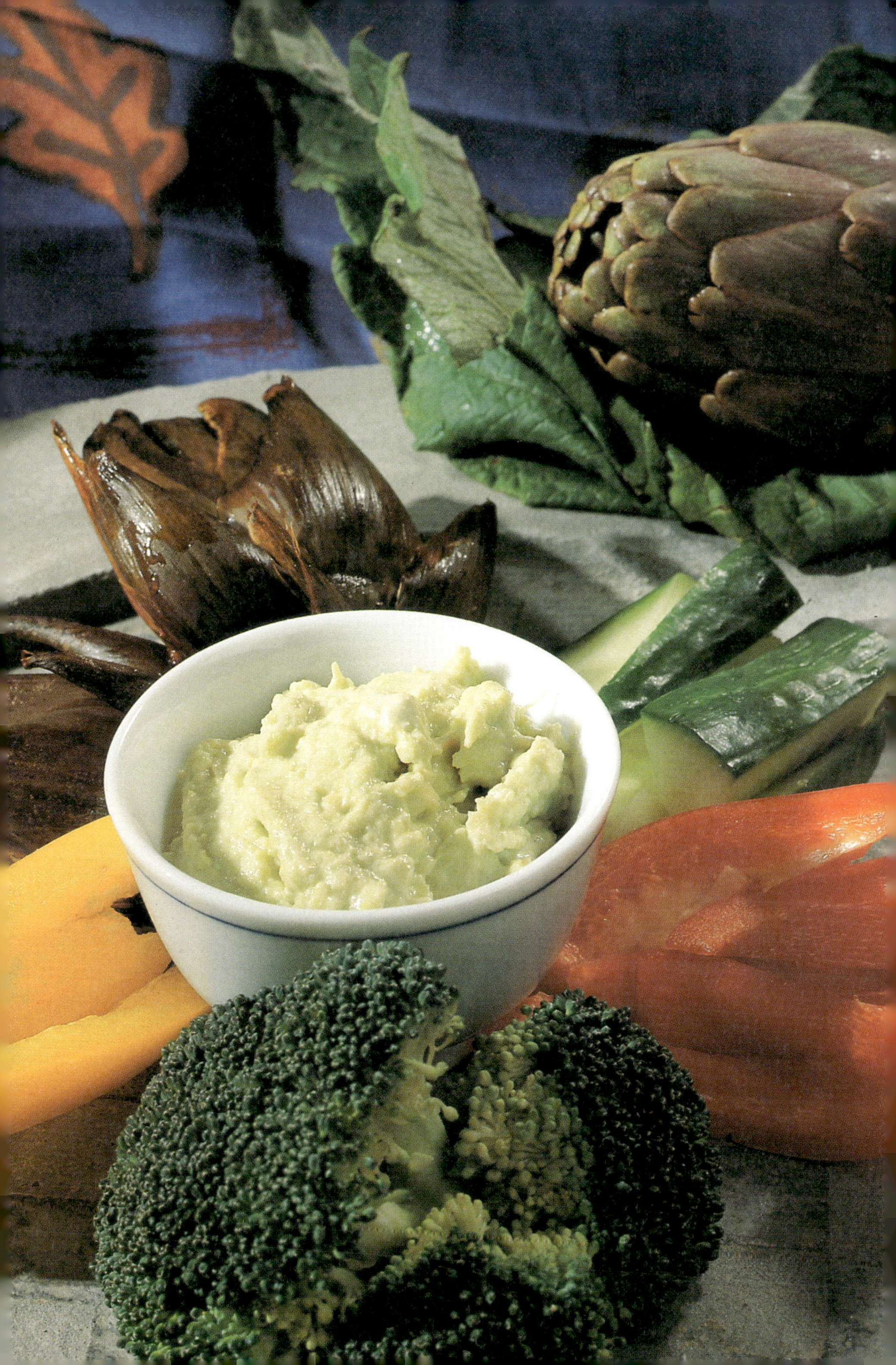

Kräuterdip

Zutaten:
1 Avocado
3 EL frische Kräuter nach Geschmack und Saison
1 TL Zitronensaft
Kräutersalz
frisch gemahlener schwarzer Pfeffer

Aus Avocados lassen sich Dips in allen möglichen Variationen zubereiten. Wichtige Zutaten sind dabei immer Zitronensaft, Zwiebel und/oder Knoblauch, Pfeffer und Salz sowie Kräuter oder scharfe Gewürze.

- Die Avocado halbieren und den Samen entfernen. Schälen und das Fruchtfleisch zerschneiden. Die Kräuter fein wiegen.
- Das Avocadofruchtfleisch mit dem Zitronensaft und den Kräutern zu einem feinen Püree verarbeiten und mit Salz und Pfeffer abschmecken. Schmeckt als Brotaufstrich oder als Dip.

Avocado-Dressing

Zutaten:
1 Avocado
1 EL Zitronensaft
1 EL Kräuteressig
1 EL Wasser
1 TL Dijon-Senf
1 Spritzer Tabasco
Salz
Pfeffer

- Das Fruchtfleisch der Avocado von der Schale lösen und mit Zitronensaft, Essig, Wasser und Senf fein pürieren. Mit Tabasco, Salz und Pfeffer abschmecken. Wird als Salatsauce verwendet.

Avocadocreme mit Lachsersatz

Zutaten:
2 Avocados
2 EL Zitronensaft
1 Ei (hart gekocht)
1 Glas Lachsschnitzel (Lachsersatz)
Salz
Pfeffer

- Die Avocados halbieren, Samen entfernen, das Fruchtfleisch von der Schale lösen und mit dem Zitronensaft fein pürieren.
- Das Ei pellen und fein hacken. Das Öl von den Lachsschnitzeln abtropfen lassen.
- Das Avocadopüree mit dem Ei und den Lachsschnitzeln vermischen und mit Salz und Pfeffer abschmecken.
- Schmeckt gut zu Toast oder Weißbrot.

Variante: Die Lachsschnitzel in diesem Rezept kann man durch Thunfisch oder gekochten Schinken ersetzen.

Avocados mit Weizensprossen

Zutaten:
2 Avocados
Saft von einer Zitrone
1 EL scharfer Senf
1 Becher Naturjogurt
2 Tomaten
100 g Weizensprossen
Salz
frisch gemahlener schwarzer Pfeffer

- Die Avocados halbieren, die Samen entfernen und das Fruchtfleisch von der Schale lösen.
- Mit dem Zitronensaft, dem Senf und dem Jogurt fein pürieren.
- Die Tomaten zuerst sorgfältig waschen, anschließend fein würfeln.
- Die Sprossen abspülen und grob hacken.
- Die Sprossen und die Tomatenstückchen unter die Avocadomasse mischen und mit Salz und Pfeffer abschmecken.

Variante: Für dieses Rezept lassen sich auch Roggensprossen oder Alfalfa-Sprossen verwenden.

Avocado-Quark-Speise mit Wildkräutern

Zutaten für 4 Portionen:
2 Avocados
250 g Quark
1 EL scharfer Senf
3 EL Zitronensaft
evtl. etwas Milch
1 kleine Zwiebel
1 Tasse gehackter Wildkräuter
(z. B. Sauerampfer, Löwenzahn, Wiesenkerbel)
Kräutersalz

- Das Fruchtfleisch der Avocados zusammen mit dem Quark, dem Senf und dem Zitronensaft fein pürieren.
- Falls die Masse zu dick wird, etwas Milch unterrühren.
- Die Zwiebel schälen und fein würfeln. Die Kräuter waschen und fein wiegen.
- Zwiebel und Kräuter unter die Creme rühren und mit Kräutersalz abschmecken. Schmeckt als Brotaufstrich oder zu Pellkartoffeln.

Vorspeisen und Snacks

Bei der Zubereitung von kleinen Gerichten sind der Fantasie keine Grenzen gesetzt. Hierfür lassen sich Avocados püriert, in Scheiben geschnitten oder halbiert und gefüllt zu raffinierten Vorspeisen und Snacks verarbeiten. Im Folgenden einige Rezepte als Anregung.

Überbackener Avocado-Toast

Zutaten für 4 Portionen:
4 Scheiben Toast
2 Tomaten
2 Avocados
1 EL Sauerrahm
2 EL Zitronensaft
Salz
frisch gemahlener schwarzer Pfeffer
3 EL gehackte Walnüsse
100 g geriebener Edamer

- Die Toastscheiben kurz rösten und mit Butter bestreichen. Die Tomaten in Scheiben schneiden und die Toasts damit belegen.
- Die Avocados halbieren, die Samen entfernen, das Fruchtfleisch von der Schale lösen und zusammen mit dem Sauerrahm und dem Zitronensaft fein pürieren. Mit Salz und Pfeffer abschmecken.
- Die gehackten Walnüsse einrühren und das Püree auf die vier Toastscheiben verteilen.
- Mit Edamer bestreuen und im vorgeheizten Backofen bei 200 °C überbacken, bis der Käse geschmolzen und goldbraun ist. Sofort servieren.

Die Toasts sollten so kurz wie möglich überbacken werden, damit die Avocadocreme nicht unnötig lange erhitzt wird. Daher unbedingt den Ofen vorheizen.

Gefüllte Eier mit Avocado

Variante: Die gefüllten Eier können anstatt mit Oliven auch mit Kaviar oder Sardellenröllchen garniert werden.

Zutaten:
10 Eier
1 Avocado
2 EL fein gehackte Zwiebel
1 TL Kapern
1 EL Zitronensaft
Salz
$^1/_2$ TL Paprikapulver, 5 schwarze Oliven

- Die Eier hart kochen, abschrecken, pellen und halbieren. Das Eigelb entfernen und in eine Schüssel geben.
- Das Eigelb zusammen mit dem Avocadofruchtfleisch, den Zwiebelwürfeln, den Kapern und dem Zitronensaft fein pürieren und mit Salz abschmecken.
- Die Eihälften auf einer Platte anrichten. Mit einem Spritzbeutel das Püree in die Eihälften spritzen. Mit Paprikapulver bestreuen und jeweils mit einer halben Olive garnieren.

▼ *Gefüllte Eier mit Avocado*

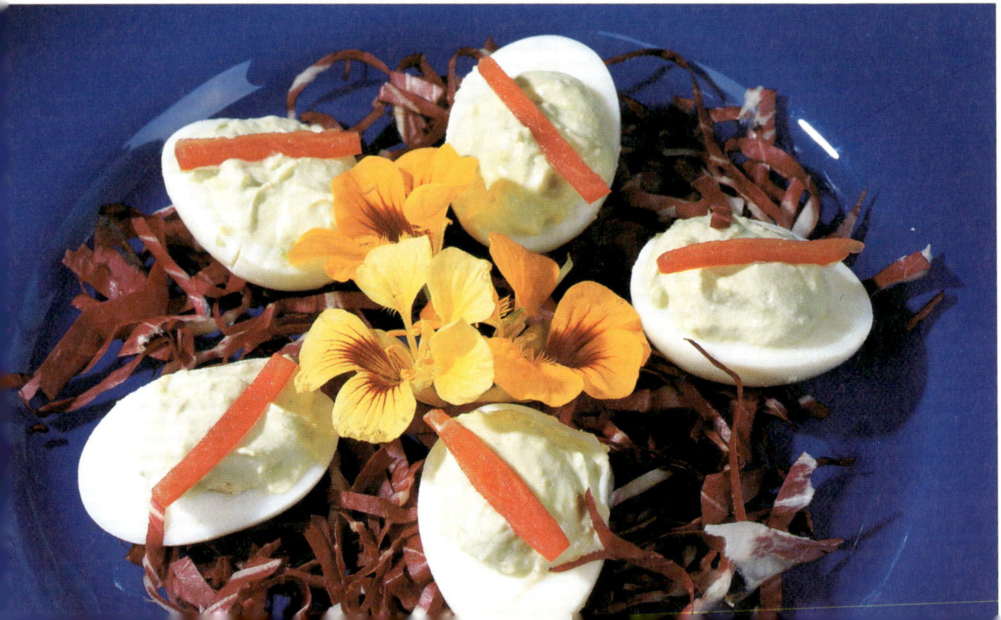

Avocado-Ring mit Putenfleisch

Zutaten für 4 Portionen:

250 g Putenfleisch
Fett zum Anbraten
Salz, frisch gemahlener schwarzer Pfeffer
1 EL Gelatinepulver, 4 EL Wasser
250 ml Hühnerbrühe
3 Avocados
Saft von einer Zitrone, 125 ml Sahne
250 ml Salatmajonäse oder Salatcreme

Variante: Statt Putenfleisch kann man auch Garnelen, Krebsfleisch oder gegarten Fisch verwenden.

- Das Putenfleisch klein schneiden, in der Pfanne anbraten und garen. Mit Salz und Pfeffer würzen und zur Seite stellen.
- Die Gelatine mit 4 EL Wasser verrühren und einige Minuten quellen lassen. Die Hühnerbrühe in einer Pfanne erhitzen (nicht kochen) und die Gelatine einrühren, bis sie gelöst ist. Nicht aufkochen lassen!
- Die Avocados schälen, halbieren, die Samen entfernen. Eine Hälfte mit etwas Zitronensaft beträufeln und zur Seite stellen.
- Die restlichen Avocados mit dem übrigen Zitronensaft fein pürieren. Mit der Sahne und der Hälfte der Majonäse verrühren und mit Salz und Pfeffer abschmecken.
- Die Gelatinemischung einrühren und in eine Ringform einfüllen. Kühl stellen, bis die Masse fest geworden ist. Den fertigen Ring auf eine Platte stürzen.
- Das Putenfleisch mit der restlichen Majonäse verrühren und in die Mitte des Ringes füllen. Die restliche Avocadohälfte in kleine Würfel schneiden und über dem Putenfleisch verteilen.

Wenn keine Ringform zur Verfügung steht, kann man die Masse auch in den Zwischenraum von zwei ineinander gestellten, verschieden großen Schüsseln einfüllen.

Avocado im Tomatennest

Zutaten für 4 Portionen:
4 große Tomaten
1 Avocado
1 Knoblauchzehe
2 EL Zitronensaft
1 Spritzer Tabasco, Salz, Weißbrot

Als Vorspeise oder als Beilage serviert man die Avocado im Tomatennest zusammen mit Weißbrot.

- Die Tomaten waschen, jeweils einen Deckel abschneiden und aufbewahren. Flüssiges Fruchtfleisch herauslöffeln.
- Die Avocado halbieren, Samen entfernen, schälen und das Fruchtfleisch zusammen mit der gehackten Knoblauchzehe und dem Zitronensaft fein pürieren. Pikant abschmecken und die Masse in die Tomaten füllen. Die Deckel wieder aufsetzen.

Avocado-Sandwich

Zutaten für 1 Sandwich:
2 Scheiben Vollkornbrot
1 Scheibe Edamer
$^1/_2$ Avocado, 1 Tomate
1 TL Majonäse
2 EL Alfalfa-Sprossen

- Eine Scheibe Brot mit Käse belegen. Das in Scheiben geschnittene Avocadofruchtfleisch und die in Scheiben geschnittene Tomate darauf schichten.
- Die Tomate mit Majonäse bestreichen. Die Alfalfa-Sprossen darauf verteilen und mit der zweiten Brotscheibe bedecken.

▶ *Avocado im Tomatennest*

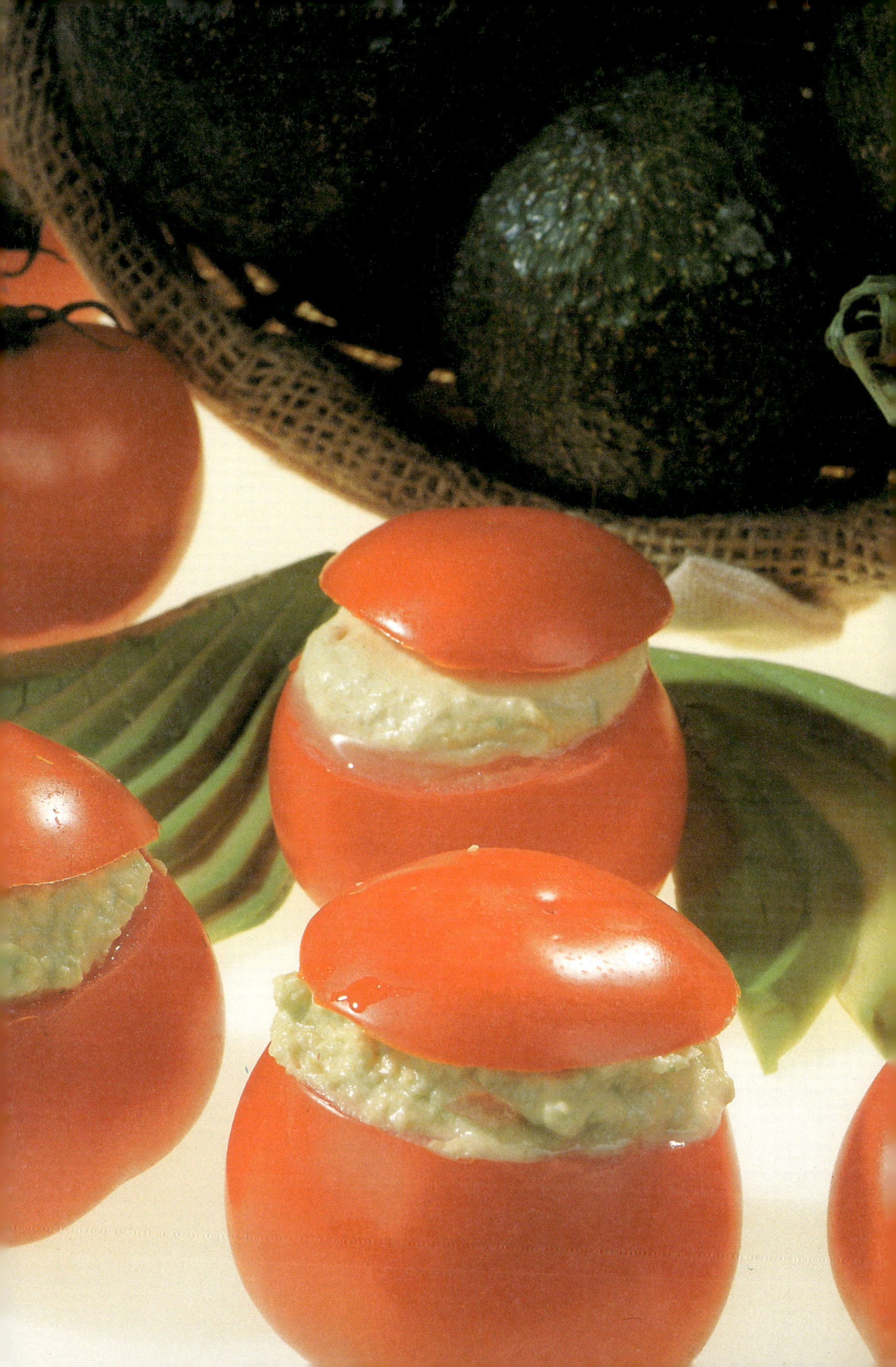

Avocado mit Shrimps gefüllt

Zutaten für 2 Portionen:
1 rote Zwiebel
1 rote Paprikaschote
1 EL saure Sahne
1 EL Tomatenketschup
3 EL Zitronensaft
200 g gekochte Shrimps
Tabasco
Salz
frisch gemahlener schwarzer Pfeffer
1 Avocado

- Die Zwiebel schälen und fein würzen. Die Paprika waschen, putzen und auch in kleine Würfel schneiden. Zusammen mit der sauren Sahne, dem Ketschup und 1 EL Zitronensaft verrühren. Mit den Gewürzen abschmecken und dann die Shrimps damit vermischen.
- Die Avocado halbieren, den Samen entfernen und schälen. Das Fruchtfleisch sofort mit dem restlichen Zitronensaft beträufeln. Die Shrimpsmischung in die Avocadohälften füllen und als Vorspeise oder als leichte Mahlzeit mit buntem Salat servieren.

▶ *Für den Freund von Meeresfrüchten eine leckere Vorspeise: Avocado mit Shrimps gefüllt*

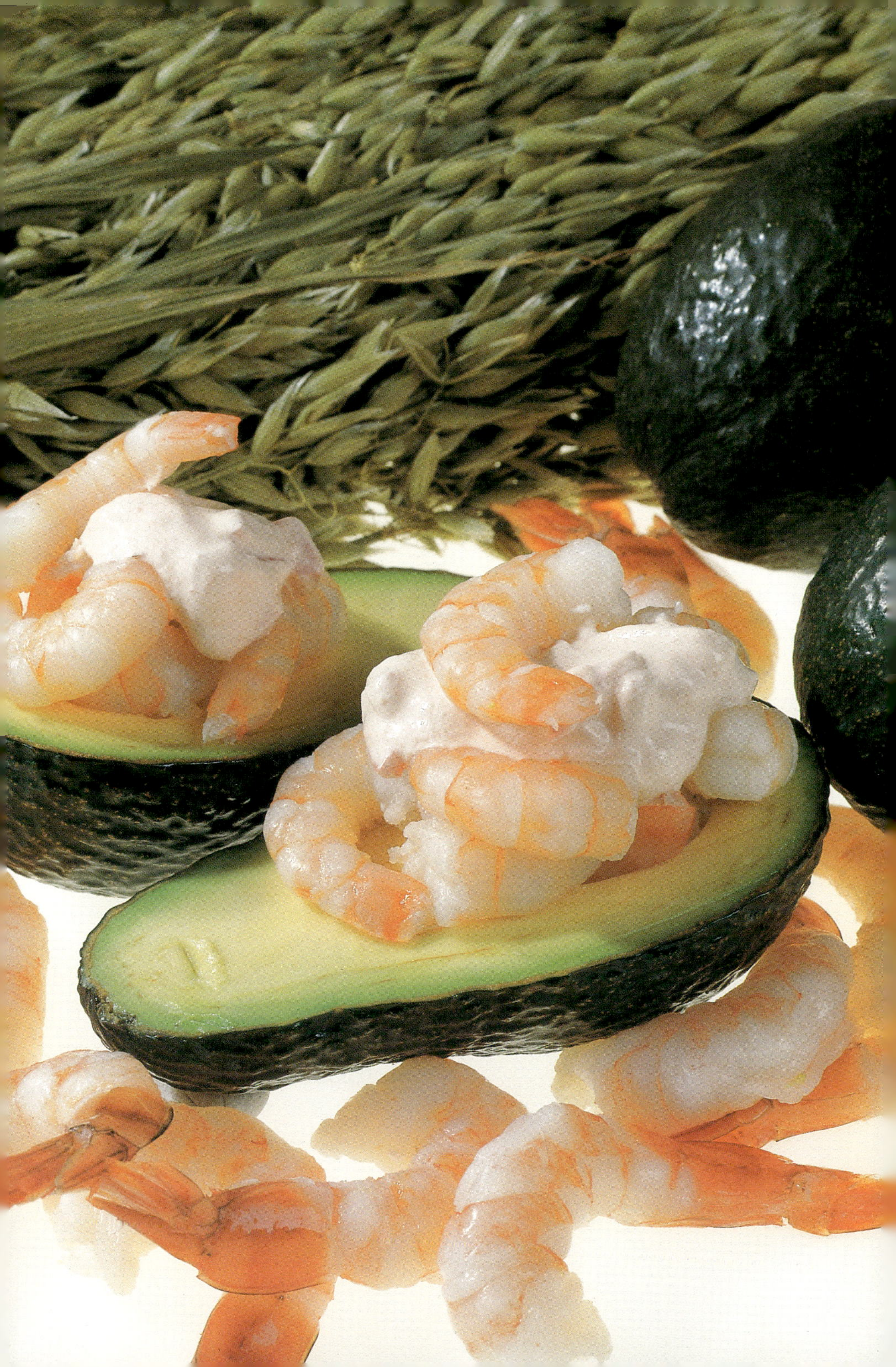

Avocado mit Hähnchensalat

Zutaten für 4 Portionen:
250 g Hähnchenschnitzel
Salz
weißer Pfeffer
1 kleine Dose Spargelspitzen
1 kleine Dose Mandarinen
1 Becher saure Sahne
oder Crème fraîche
2 EL Majonäse
1 Prise Zucker
2 Avocados
Saft von einer Zitrone
Salatblätter zum Anrichten
frische Kräuter zum Garnieren

Variante: Die Spargelköpfe können auch durch Champignonköpfe ersetzt werden.

- Die Hähnchenschnitzel in etwas Öl in einer Pfanne etwa 5 Minuten von jeder Seite braten. Mit Salz und Pfeffer würzen und abkühlen lassen.
- Die Spargelköpfe und die Mandarinen abtropfen lassen, den Saft auffangen.
- Die Hähnchenschnitzel klein schneiden und mit dem Spargel und den Mandarinen vermischen. Saure Sahne, Majonäse und je 1 EL Mandarinen- und Spargelsaft miteinander verrühren und mit den Gewürzen abschmecken. Die Salatzutaten mit dem Dressing vermischen.
- Die Avocados halbieren und die Samen entfernen. Mit Zitronensaft beträufeln und dann auf Salatblättern anrichten.
- Mit dem Hähnchensalat füllen, mit Kräutern garnieren und mit frischem Weißbrot servieren.

Avocado auf Himbeersauce

Zutaten für 4 Portionen:
500 g Himbeeren
4 EL Zucker
6 EL Himbeeressig
4 EL Olivenöl
Salz
frisch gemahlener schwarzer Pfeffer
2 Avocados
rote Pfefferkörner

- Für die Sauce die gewaschenen Himbeeren mit dem Zucker fein pürieren.
- Diese Masse anschließend durch ein Sieb streichen, aufkochen und 1 Minute köcheln lassen. Vom Herd nehmen und einige Zeit kalt stellen.
- Die abgekühlte Himbeersauce nun mit 4 EL Himbeeressig und dem Olivenöl vermischen und mit Salz und Pfeffer abschmecken.
- Die Avocados halbieren und die Samen entfernen. Dann die Früchte schälen und die Hälften mit dem restlichen Essig sorgfältig beträufeln. Man legt sie nun mit der Schnittfläche auf ein Holzbrett und schneidet die Hälften quer in ungefähr 1 cm dicke Scheiben.
- Die Sauce auf vier Tellern anrichten. Jeweils eine Avocadohälfte mit Vorsicht dergestalt auf den Saucenspiegel gleiten lassen, dass die Scheiben zusammenbleiben und somit die Avocadoform erhalten bleibt.
- Mit roten Pfefferkörnern garnieren und servieren.

Für dieses Rezept können sowohl frische als auch tiefgefrorene Himbeeren verwendet werden. Da die Himbeersaison recht kurz ist, kann man Himbeersauce auch auf Vorrat zubereiten und dann einfrieren.

Salate

Mit ihrem milden, nussigen Aroma harmoniert die Avocado besonders gut mit knackigem Gemüse und kräftigen Gewürzen. Ob rein vegetarisch mit buntem Sommergemüse und leichter Vinaigrette oder etwas gehaltvoller mit Fleisch oder Meeresfrüchten – die Avocado verleiht jedem Salat das besondere Etwas.

Avocado-Matjes-Salat

Zutaten 4 Portionen:
8 Matjesfilets
1 Schlangengurke
1 Bund Radieschen
1 Zwiebel
Kräuteressig
Öl
1 EL Senf, Salz
frisch gemahlener schwarzer Pfeffer
1 Avocado
2 EL Zitronensaft

Zu diesem leckeren Salat passt kräftiges Roggenbrot.

- Die Matjesfilets abspülen, trocken tupfen und in mundgerechte Stücke schneiden.
- Die Gurke schälen und wie die Radieschen in Scheiben schneiden. Die Zwiebel schälen und in feine Ringe schneiden. Alle Zutaten miteinander vermischen.
- Aus Essig, Öl, Senf und den Gewürzen ein Dressing zubereiten und mit den Zutaten vermischen.
- Die Avocado halbieren, den Samen entfernen, schälen und das Fruchtfleisch in Scheiben schneiden. Mit Zitronensaft beträufeln, dann unter den Salat mischen.

Warmer Nudelsalat mit Avocado

Zutaten für 4 Portionen:
2 EL Olivenöl
4 EL Rotweinessig
3 EL fein gehacktes frisches Basilikum
1 kleine Zwiebel
1 grüne Paprika
100 g getrocknete, marinierte Tomaten
1 Avocado
2 EL gemahlene Pekannüsse
250 g Nudeln

- In einer großen Schüssel Olivenöl, Essig, Basilikum und die klein gehackte Zwiebel gut miteinander vermischen.
- Die Paprika waschen, putzen und in kleine Stücke schneiden. Die Tomaten ebenso klein schneiden.
- Die Avocado halbieren, den Samen entfernen, schälen und das Fruchtfleisch in Scheiben schneiden. Paprika, Tomaten, die Hälfte der Avocado und die Pekannüsse zu der Sauce geben und vermengen, bis alle Zutaten gleichmäßig mit dem Dressing bedeckt sind.
- Die Nudeln bissfest kochen und auf einem Sieb abtropfen lassen. Noch heiß mit den anderen Zutaten vermischen.
- Das restliche Avocadofruchtfleisch zum Garnieren verwenden und sofort servieren.

Avocadogerichte sollte man in der Regel sofort servieren, weil sich das Fruchtfleisch farblich rasch verändert und dann nicht mehr sehr appetitlich aussieht.

Bunter Salat mit Avocado

Zutaten für 4 Portionen:
1 grüne Paprika
1 gelbe Paprika
2 Tomaten
1 kleine Zwiebel
1 Knoblauchzehe (falls gewünscht)
1 Avocado
Kräuteressig
Öl
Kräutersalz
frisch gemahlener schwarzer Pfeffer

- Die Paprika waschen, putzen und in ca. 3 cm lange Streifen schneiden.
- Die Tomaten waschen, den Stielansatz entfernen und die Früchte achteln.
- Die Zwiebel schälen und fein würfeln.
- Die Knoblauchzehe schälen und durch die Knoblauchpresse drücken. Alle Zutaten miteinander vermischen.
- Zuletzt die Avocado halbieren, den Samen entfernen, schälen und das Fruchtfleisch in kleine Stücke schneiden. Mit den anderen Zutaten vermischen und den Salat sofort mit Essig, Öl und den Gewürzen anmachen, damit die Avocado nicht braun wird.

Variante: Nach diesem Rezept lassen sich auch andere Zutaten mit der Avocado beliebig kombinieren wie z. B. frische Champignons, Radieschen, Staudensellerie, Palmenherzen, Artischockenböden oder knackige Blattsalate.

Avocadosalat mit Datteln

Zutaten für 4 Portionen:
1 Orange, 6 Datteln
1 Zwiebel, 2 Avocados
Weißweinessig, Öl
Salz, Pfeffer

- Die Orange schälen und das Fruchtfleisch von den weißen Häuten befreien. Die Datteln entkernen und in kleine Stücke schneiden. Die Zwiebel schälen und in feine Ringe schneiden.
- Zuletzt die Avocados halbieren, die Samen entfernen, die Früchte schälen und das Fruchtfleisch in kleine Würfel schneiden.
- Alle Zutaten miteinander vermischen und mit einer Salatsauce aus Essig, Öl, Salz und Pfeffer anrichten.

Staudensellerie-Avocado-Salat

Zutaten für 4 Portionen:
250 g Staudensellerie-Stangen
1 säuerlicher Apfel
1 Avocado
1 EL fein gehackte Petersilie
30 g gehackte Pekannüsse
4 EL Crème fraîche
2 EL Rotweinessig
Salz, weißer Pfeffer

- Die Selleriestangen waschen und in 1 cm dicke Stücke schneiden. Den Apfel schälen, vierteln, das Kerngehäuse entfernen und in kleine Stücke schneiden.

Die Pekannüsse können auch durch klein gehackte Walnüsse ersetzt werden. Walnüsse schmecken etwas weniger süßlich als die verwandten Pekannüsse.

- Die Avocado halbieren, den Samen entfernen, schälen und das Fruchtfleisch in kleine Stücke schneiden.
- Petersilie und Pekannüsse mit den anderen Zutaten vermischen.
- Die Crème fraîche mit dem Essig verrühren, mit Salz und Pfeffer abschmecken und den Salat damit anmachen.

Avocado-Grapefruit-Salat

Variante: Statt Radicchio kann man auch Endiviensalat oder Chicorée verwenden.

Zutaten 4 Portionen:

1 Grapefruit
1 Radicchio
2 Avocados
1 Zwiebel
2 EL Kräuteressig
4 EL Pflanzenöl
1 TL Senf
1 Prise Zucker
Salz
frisch gemahlener schwarzer Pfeffer

- Die Grapefruit schälen und das Fruchtfleisch sorgfältig von den weißen Häutchen befreien und in Stücke schneiden.
- Den Radicchio waschen und die Blättchen in mundgerechte Stücke zerteilen.
- Die Avocados halbieren und den Samen entfernen. Die Früchte schälen und in dünne Scheiben schneiden. Die Zutaten vorsichtig vermischen.
- Die Zwiebel schälen und sehr fein würfeln, dann mit Essig, Öl, Senf und Gewürzen vermischen und den Salat damit anrichten.

▶ *Eine leichte und frische Speise: Salat aus Avocados und Grapefruit*

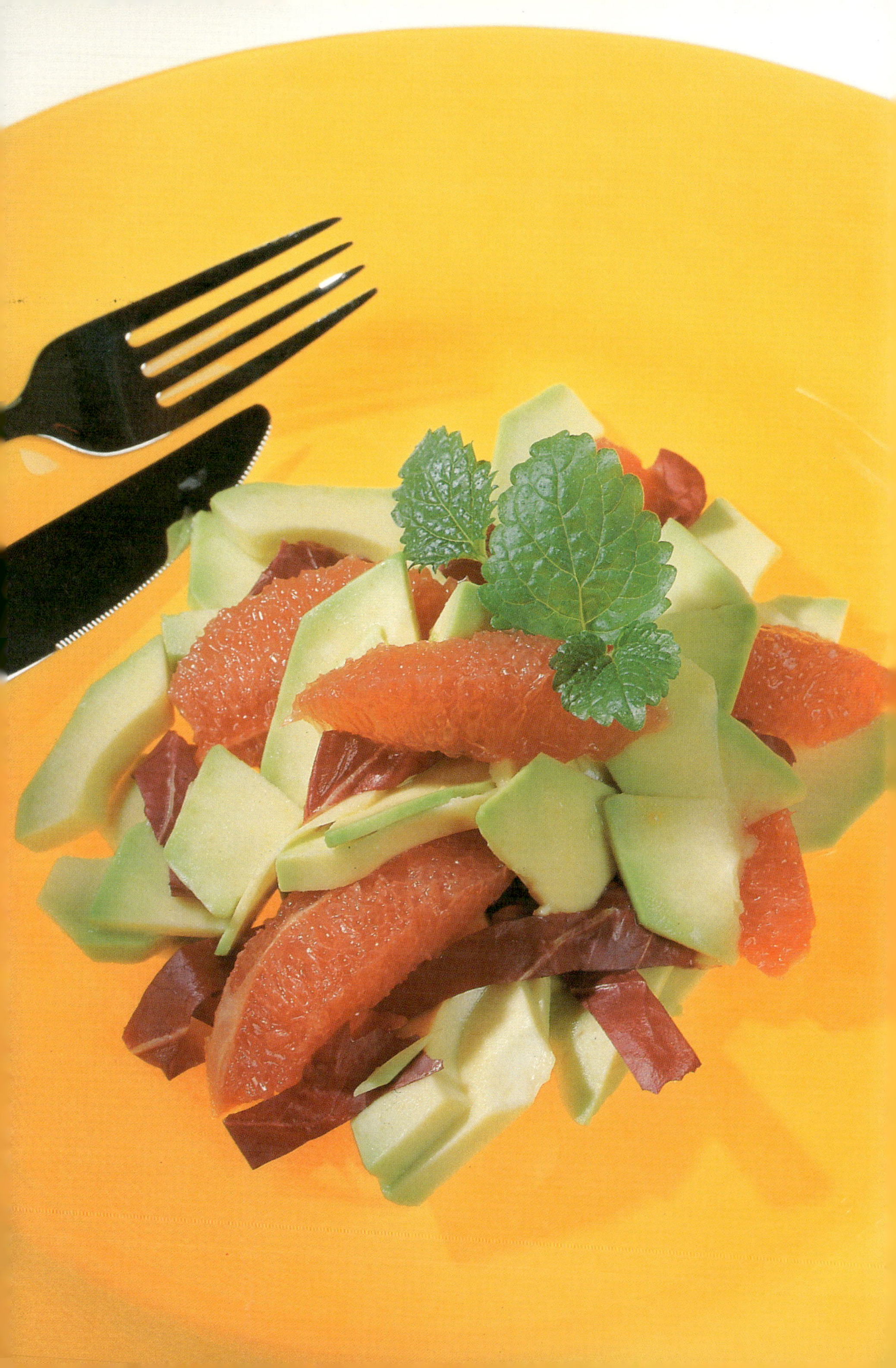

Avocado-Bohnen-Salat

Zutaten für 4 Portionen:
500 g frische gelbe Wachsbohnen
3 EL Öl
Salz
Pfeffer
1/8 l Gemüsebrühe
1/8 l Sahne
3 EL Zitronensaft
3 Eigelb
1 Avocado
frischer Kerbel

Wenn es schnell gehen soll, können statt frischer Bohnen auch Konserven verwendet werden. Dann muss man die Bohnen nicht mehr kochen.

- Die Bohnen waschen und putzen.
- Dann in Öl andünsten, mit Salz und Pfeffer würzen. Schließlich die Brühe angießen und zugedeckt etwa 15 Minuten köcheln lassen.
- Die Bohnen abgießen und die Brühe auffangen. Die Brühe mit Sahne, 2 EL Zitronensaft und dem Eigelb verrühren und unter ständigem Rühren mit dem Schneebesen erhitzen, bis die Sauce eindickt. Nicht aufkochen lassen! Abkühlen lassen.
- Die Avocado halbieren, den Samen entfernen, schälen und das Fruchtfleisch in Stücke schneiden. Mit dem restlichen Zitronensaft beträufeln.
- Den Kerbel fein hacken und mit den abgekühlten Bohnen vermischen.
- Die Bohnen und die Avocado auf vier Tellern anrichten.
- Die Sauce mit Pfeffer und Salz abschmecken und über die Bohnen und Avocado geben. Mit Kerbelblättchen garnieren und servieren.

Avocadosalat mit Speck

Zutaten für 4 Portionen:
1 kleiner Lollo-Rosso-Salat
1 Tomate
1 Zwiebel
30 g Frühstücksspeck
Öl
3 EL Weißwein- oder Apfelessig
3 EL Wasser
Zucker
Salz
frisch gemahlener schwarzer Pfeffer
1 Avocado
2 EL Zitronensaft

- Den Salat waschen, abtropfen lassen und in Streifen schneiden. Die Tomate in kleine Stücke schneiden. Die Zwiebel schälen und fein würfeln.
- Den Speck in feine Streifen schneiden und in einer Pfanne knusprig ausbraten. Anschließend die Speckstreifen herausnehmen, auf Küchenkrepp legen und zur Seite stellen.
- Zu dem Bratfett noch etwas Öl geben und die Zwiebel darin glasig dünsten. Mit dem Essig und 3 EL Wasser ablöschen, aufkochen und mit den Gewürzen abschmecken.
- Die Avocado halbieren, den Samen entfernen, schälen und das Fruchtfleisch in kleine Stücke schneiden und mit Zitronensaft beträufeln.
- Den Salat mit Tomate und Avocado vermischen, das Dressing darüber geben und mit den klein geschnittenen Speckstreifen bestreuen.

Statt Speck kann man auch Schinken verwenden, der im Geschmack etwas dezenter wirkt als der Speck.

Avocado-Orangen-Salat mit Riesengarnelen

Zutaten für 4 Portionen:
4 Avocados
Saft von einer Zitrone
4 Orangen
1 Becher Crème fraîche
Salz
Pfeffer
500 g Riesengarnelen
Butter

Um Zitrusfrüchte sauber zu filetieren, benötigt man etwas Geduld und ein sehr scharfes Messer. Die Mühe lohnt sich aber, da das Fruchtfleisch ohne die umgebenden Häute wesentlich feiner schmeckt.

- Die Avocados halbieren, den Samen entfernen, schälen und das Fruchtfleisch in Stücke schneiden. Mit dem Zitronensaft vermischen.
- Die Orangen schälen und das Fruchtfleisch von den umgebenden Häuten befreien. Die Orangenfilets und die Crème fraîche mit dem Avocadofruchtfleisch vermischen und das Ganze mit Salz und Pfeffer abschmecken. Für eine halbe Stunde kalt stellen.
- Die Riesengarnelen ohne Schalen in Butter andünsten, heiß über den Salat geben und sofort servieren.

▶ *Avocado-Orangen-Salat mit Riesengarnelen*

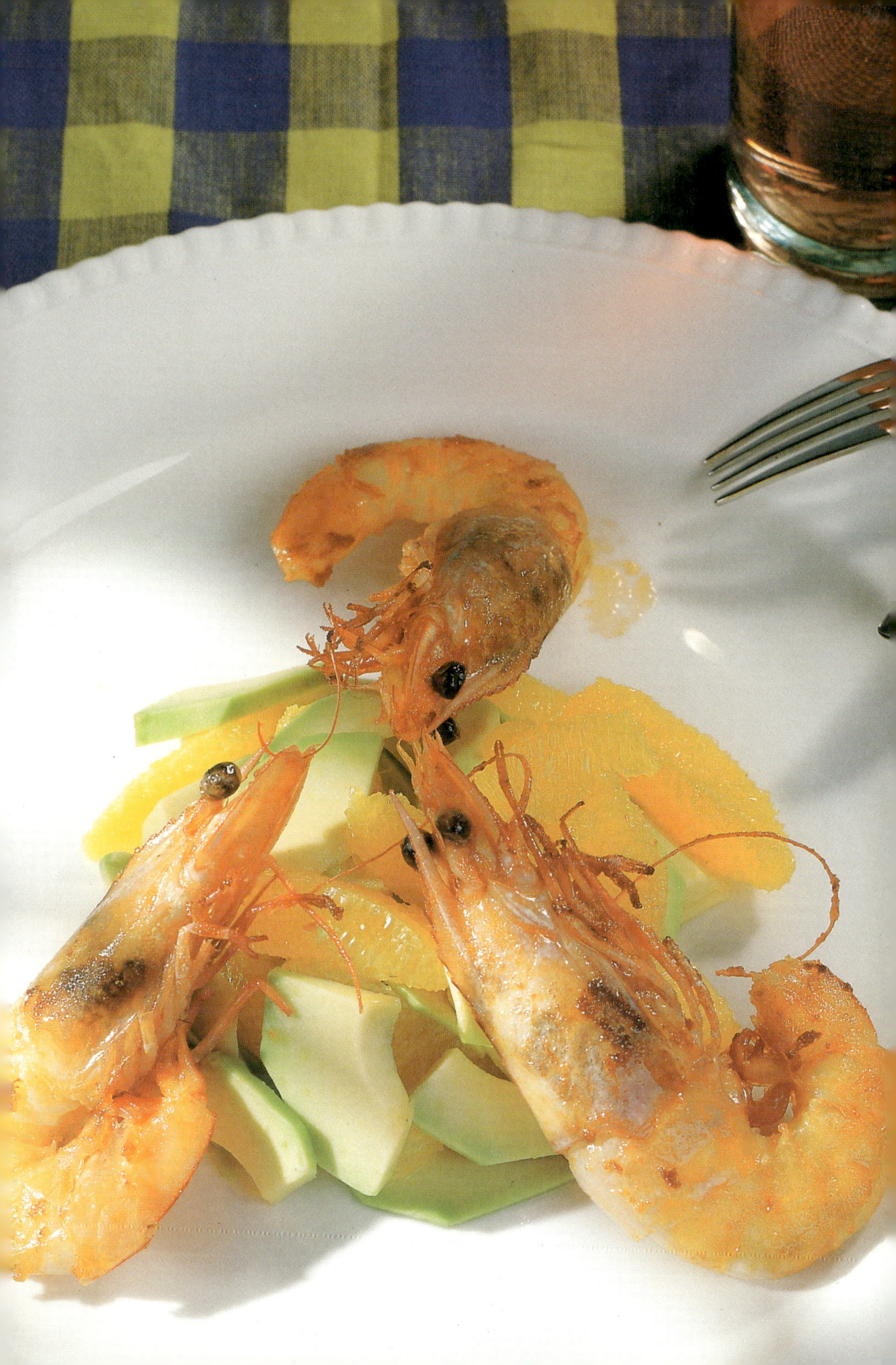

Kalte und warme Suppen

Wie schon zuvor erwähnt, eignen sich Avocados nicht so gut zum Erwärmen. Bei der Zubereitung von Suppen sollte man daher darauf achten, dass die Suppe nach Zugabe des Avocadofruchtfleisches nicht mehr aufkocht. Bei den warmen Suppen soll das Fruchtfleisch nur kurz vor dem Servieren durchwärmen. Bei den kalten Suppen wird die Avocado erst nach dem Abkühlen hinzugegeben.

Avocadosuppe mit Bier

Variante: Statt Bier kann man auch die gleiche Menge Gin unterrühren und zusätzlich mit Worcestersauce und einer Prise Zucker würzen.

Zutaten für 4 Portionen:
100 g Butter
2 EL Stärkemehl
1 l Hühnerbrühe
1 l Milch
4 EL Bier
Salz
Pfeffer
4 Avocados
Croûtons

- Etwas von der Butter in einem Topf erhitzen und das Stärkemehl kurz anschwitzen. Die Hühnerbrühe dazugeben und kochen lassen, bis sie cremig wird. Dann die zuvor aufgekochte Milch und das Bier einrühren und mit Salz und Pfeffer abschmecken.
- Das Fruchtfleisch einer Avocado pürieren, das Fleisch der anderen drei in kleine Würfel schneiden.
- Das Fruchtfleisch auf den Boden einer Suppenterrine geben. Dann mit der Suppe auffüllen, die restliche Butter einrühren und die Croûtons darüber streuen.

▶ Man kann die Avocadosuppe mit Bier mit einigen Apfelscheiben garnieren.

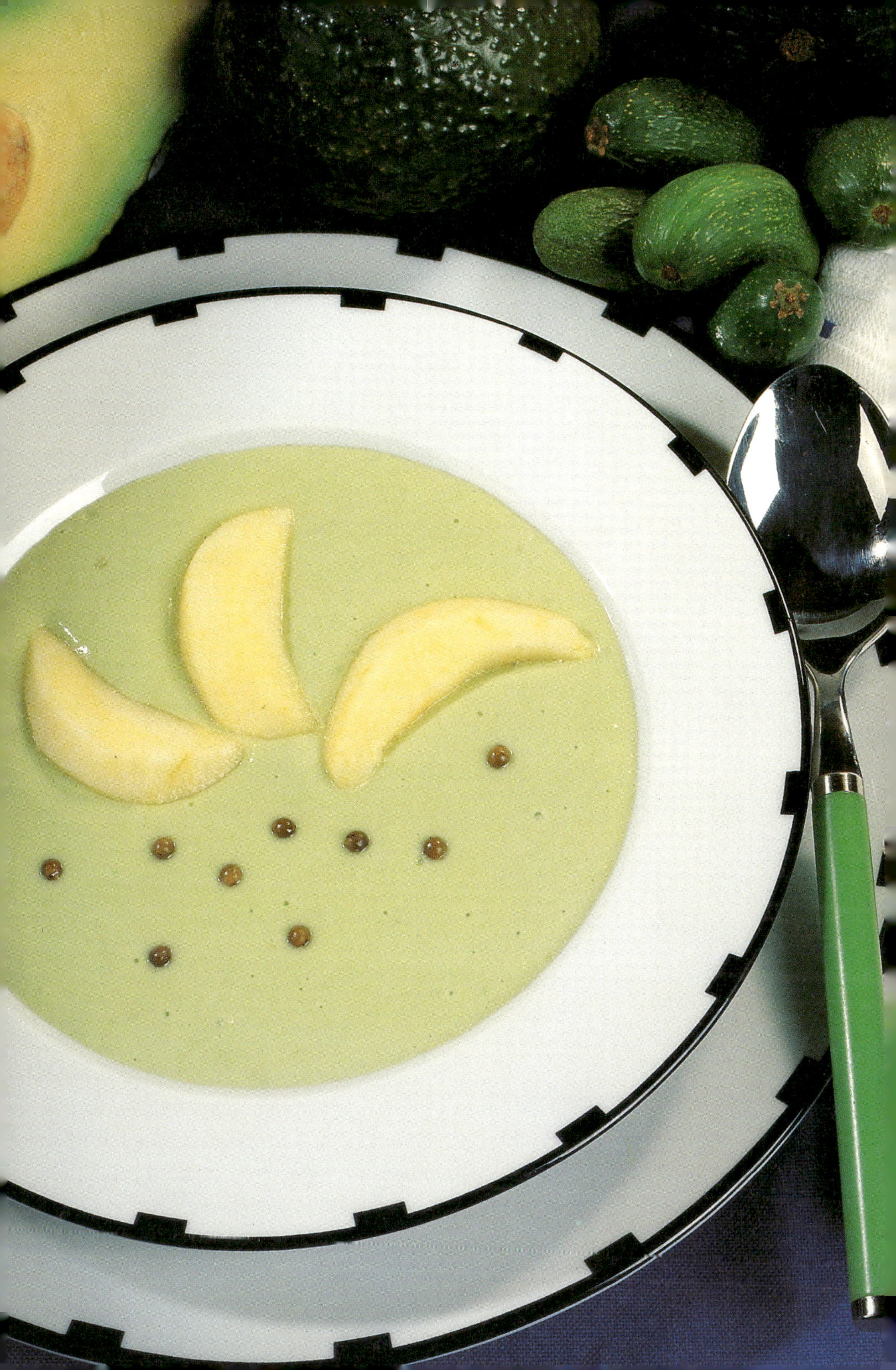

Kalte Avocadosuppe

Zutaten für 4 Portionen:
1/2 l Hühnerbrühe
2 Avocados
1 TL Zitronensaft
150 ml trockener Weißwein
200 ml Jogurt oder Sahne
1 Knoblauchzehe, fein gehackt
1 TL Paprikapulver

Die Suppe kalt servieren. Dazu Weißbrot reichen.

- Die Hühnerbrühe offen abkühlen lassen.
- Die Avocados halbieren, den Samen entfernen, das Fruchtfleisch von der Schale lösen und fein pürieren und mit den anderen Zutaten vermischen.
- Das Fett von der Hühnerbrühe abschöpfen, die Brühe mit der Avocadomasse vermischen und kalt stellen.

Möhrensuppe mit Avocados

Zutaten für 4 Portionen:
500 g Möhren
500 g Kartoffeln
1 Zwiebel
50 g Margarine
1/2 l Gemüsebrühe
2 Avocados
1 Beet Kresse

- Die Möhren waschen, schrappen oder schälen und in Scheiben schneiden. Die Kartoffeln schälen und in Würfel schneiden. Die Zwiebel schälen und fein hacken.

- In einem Topf die Margarine erhitzen und das Gemüse zusammen mit der Zwiebel andünsten. Dann mit der Brühe aufgießen, aufkochen und etwa 15 Minuten bei kleiner Hitze köcheln lassen.
- Mit dem Pürierstab einen Teil des gegarten Gemüses zerkleinern, damit die Suppe andickt.
- Die Avocados halbieren, den Samen entfernen, schälen und dann das Fruchtfleisch in kleine Stücke schneiden.
- Kurz vor dem Servieren die Avocado in die Suppe geben und mit Kresse bestreuen.

Avocado-Cremesuppe

Zutaten für 4 Portionen:
4 Avocados
Saft von einer Zitrone
1 l Wasser
3 TL Gemüsebrühe (Pulver)
Salz
weißer Pfeffer
125 g Crème fraîche

- Die Avocados halbieren, die Samen entfernen und das Fruchtfleisch von der Schale lösen. Mit dem Zitronensaft, dem Wasser und der Gemüsebrühe fein pürieren.
- Die Suppe vorsichtig erwärmen, aber nicht kochen. Mit Salz und Pfeffer abschmecken.
- Vor dem Servieren wird die Crème fraîche auf die Suppe gegeben.

Hauptgerichte

Bei Hauptspeisen kann die Avocado sehr unterschiedliche Rollen einnehmen. Sie verfeinert als Creme oder Sauce Fisch, Fleisch oder Gemüse. Sie ist Bestandteil von pikanten Aufläufen oder eignet sich als Füllung für Omelettes.

Hähnchenbrust mit Avocado

Zutaten für 4 Portionen:
2 große Hähnchenbrüste ohne Knochen
2 Eier
Mehl, Salz und Pfeffer zum Panieren, Pflanzenöl zum Braten
2 TL Estragon, 2 TL Basilikum
$^1/_8$ l Weißwein, 2 EL Butter, 2 Avocados

- Die Hähnchenbrüste halbieren, in verquirltes Ei tauchen und in der Mischung aus Mehl, Salz und Pfeffer panieren.
- In einer Pfanne das Öl erhitzen und die Hähnchenstücke bei mittlerer Hitze goldbraun anbraten und in etwa 10 Minuten zu Ende garen. Dann mit den Kräutern bestreuen.
- Butter und Wein in die Pfanne geben und 3–5 Minuten köcheln lassen, bis die Sauce eindickt.
- Die Avocados halbieren, die Samen entfernen und schälen. Die Hälften von der Oberseite längs einschneiden und dann zu einem Fächer auseinander drücken. Jeweils auf die vier Hähnchenteile legen und die Sauce darüber träufeln.
- Die Pfanne abdecken und noch so lange auf der abgeschalteten Herdplatte stehen lassen, bis die Avocado erwärmt ist. Dann sofort servieren.

Die Hähnchenbrust kann man auch durch Putenschnitzel ersetzen.

Spargel mit Avocadosauce

Zutaten für 4 Portionen:
1 kg Spargel
Butter
Salz, Saft von 1 Zitrone
1 EL Balsamico-Essig
2 Avocados
125 g Crème fraîche
1 EL gehackte Petersilie
1 EL gehackte Zitronenmelisse
frisch gemahlener schwarzer Pfeffer

- Den Spargel waschen und schälen und die holzigen Enden abschneiden. Die Spargelabfälle mit Wasser bedecken und 20 Minuten kochen.
- Den Sud abseihen. Darin den Spargel mit etwas Butter und Salz bissfest kochen. Dann herausnehmen, abtropfen lassen und auf einer Platte warm halten. Die Brühe noch aufheben.
- Für die Sauce den Zitronensaft mit $^1/_2$ TL Salz und dem Essig vermischen. Die Avocados halbieren, den Samen entfernen und das Fruchtfleisch von der Schale lösen. Zusammen mit der Zitronensaftmischung und der Crème fraîche mit dem Pürierstab zu einer cremigen Masse verarbeiten. Dann einen Schuss heiße Spargelbrühe und die Kräuter einrühren.
- Die Sauce über den Spargel geben und mit Salzkartoffeln servieren.

Desserts und Süßspeisen

Eine weniger bekannte Verwendungsart für die Avocado ist die Verarbeitung zu Süßspeisen. Aber dank des neutralen Geschmacks und der cremigen Konsistenz lassen sich mit Avocados auch raffinierte Desserts zubereiten. Wie bei den meisten anderen Gerichten auch ist hierbei der Zitronen- bzw. Limettensaft als wichtiger Bestandteil aus den Rezepten nicht wegzudenken.

Avocado-Creme mit Pistazien

Zutaten für 4 Portionen:
2 Avocados
4 EL Limettensaft
250 g Zucker
250 g geröstete und geschälte Pistazien
2 EL Crème de Cacao
1 Becher Sahne
Limettenscheiben zum Garnieren

Crème de Cacao ist ein Kakaolikör, der diesem Dessert zusammen mit den Pistazien das aparte Aroma verleiht.

- Die Avocados halbieren, die Samen entfernen und das Fruchtfleisch von der Schale lösen. Zusammen mit dem Limettensaft, dem Zucker, den Pistazien und dem Likör gründlich pürieren.
- Die geschlagene Sahne unterheben und die Creme in Dessertschalen füllen. Mit Limettenscheiben garnieren und servieren.

Avocado-Eiscreme

Zutaten für 4 Portionen:
2 Eiweiß
100 g Zucker
2 Avocados
Saft einer halben Zitrone
3–4 EL Sahne

- Eiweiße mit dem Zucker zu steifem Schnee schlagen.
- Die Avocados halbieren, Samen entfernen und das Fruchtfleisch von der Schale lösen. Mit dem Zitronensaft pürieren und mit der Sahne vermischen.
- Die Eischneemasse unterheben. In einer Eismaschine zu Eiscreme verarbeiten.

Wer keine Eismaschine hat, kann die Masse auch einfach in Eiswürfelschalen füllen und ins Gefrierfach stellen. Wenn die Masse in den Schalen halb gefroren ist, noch einmal durchrühren, damit die Masse gleichmäßig gefriert.

Avocado-Creme mit Rum

Zutaten für 4 Portionen:
3 Avocados
2 EL Zucker
4 EL Zitronensaft
4 EL Rum
200 g Sahne
Zitronenscheiben zum Garnieren

- Die Avocados halbieren, den Samen entfernen, das Fruchtfleisch von der Schale lösen und zusammen mit Zucker, Zitronensaft und Rum fein pürieren, bis eine cremige Masse entstanden ist.
- Die geschlagene Sahne unterziehen. Die Creme in Dessertschalen füllen und mit Zitronenscheiben garniert servieren.

Avocado-Sahne

Zutaten für 4 Portionen:
2 Avocados
Saft einer Zitrone
200 g Sahne
2 Päckchen Vanillinzucker
1 Schuss Sherry oder Portwein

Die Avocado-Sahne leicht gekühlt servieren.

- Die Avocados halbieren, den Samen entfernen und das Fruchtfleisch von der Schale lösen. Zusammen mit dem Zitronensaft fein pürieren.
- Die Sahne steif schlagen und mit dem Vanillinzucker süßen. Die Sahne vorsichtig unter das Avocadopüree heben und das Ganze mit Sherry oder Portwein abschmecken. In Dessertschalen füllen.

Tropischer Fruchtsalat mit Avocado

Wie bei allen Obstsalaten sind auch hier der Fantasie keine Grenzen gesetzt. Es können je nach Saison auch andere Fruchtarten verwendet werden. Man sollte auf jeden Fall ein bis zwei säurehaltige Obstarten als Ergänzung zu dem milden Geschmack der Avocado verwenden.

Zutaten für 4 Portionen:
1 Mango, 1 Papaya, 1 Kiwi, 2 Avocados
Saft von 2 Limetten
Zucker

- Mango, Papaya und Kiwi schälen. Bei der Mango den großen Samen entfernen, das Fruchtfleisch würfeln. Bei der Papaya die Kerne und das weiche Fruchtfleisch in der Mitte der Frucht entfernen und den Rest in Würfel schneiden. Die Kiwi in Scheiben schneiden.
- Die Avocados halbieren, Samen entfernen, die Hälften schälen, das Fruchtfleisch in Würfel schneiden.
- Alle Zutaten in eine Schüssel geben und mit Limettensaft beträufeln. Vermischen und mit Zucker süßen.

Adressen

Bezugsquellen für Avocadopflanzen

Peter Klock
Südflora Baumschulen
Stutsmoor 42
22607 Hamburg
Tel.: 0 40/8 99 16 98

Ibero-Import
Bahnhofstr. 10
37249 Neu-Eichenberg
Tel.: 0 55 42/18 45

Gottfried Koitzsch
Kübelpflanzen
Arheilger Str. 16
64390 Erzhausen
Tel.: 0 61 50/61 47

Register